THEORIE UND PRAXIS

DER

STEINACHschen OPERATION

VON

Dr. med. PETER SCHMIDT
BERLIN

1922
RIKOLA VERLAG
WIEN · LEIPZIG · MÜNCHEN

ISBN-13: 978-3-7091-5166-2   e-ISBN-13: 978-3-7091-5314-7
DOI: 10.1007/978-3-7091-5314-7

INHALT

*

A. THEORETISCHER TEIL

B. PRAKTISCHER TEIL

C. LITERATUR

A
THEORETISCHER TEIL

I.

STEINACH'S ARBEITEN VON 1910 BIS 1920.

DER wesentliche Einfluß der Keimdrüse auf Soma und Psyche bei jedem Individuum ist seit geraumer Zeit in der Medizin Erfahrungstatsache. Eine eingehendere Kenntnis aber von der Art der Einwirkung und eine Erklärungsmöglichkeit für die äußerst verwickelten Zusammenhänge verdanken wir im wesentlichen erst den über mehrere Dezennien ausgedehnten experimentellen Arbeiten Steinach's. Wenn schon nun Steinach selbst seines Arbeitsgebietes Grenzen sehr weit gesteckt und trotz dieser Ausmaße jedes Arbeitsfeld bis zur möglichen Tiefe erschöpft hat, war doch die eröffnete Materie zu ergiebig, waren die neugefundenen biologischen Grundtatsachen zu staunenerregend, als daß nicht eine Reihe von Forschern und Ärzten teils mit Freude und Eifer sich an die Erweiterung des Gebietes begeben, teils in zunächst begreiflicher Skepsis die Ergebnisse Steinach's nachzuprüfen versucht hätte.

Es ist nun seit Erscheinen der ersten Steinach'schen Arbeit aus dem Jahre 1894 bis heute ein so gewaltiges Material zum Thema „Keimdrüse" erschienen, daß eingehenderes Referieren fast unmöglich erscheint. Besonders aber hat dann Steinach's letztes Werk [37] über „experimentelle Neubelebung der alternden Pubertätsdrüse" eine in allen Teilen der Welt einsetzende rege Nachprüfungstätigkeit hervorgerufen, die sich nicht mehr nur mit dem Schlußstein der Forschung befaßte, sondern sich auch auf die zum Teil schon in Vergessenheit geratenen früheren experimentellen Arbeiten Steinach's erstreckte. Dies letztgenannte Material zusammenzutragen und zu sichten, ist insofern eine dankbare Aufgabe, als es in seiner Gesamtheit gestattet, heute ein abschließenderes Urteil über den Einfluß der Keimdrüse auf Soma und Psyche und über die

9

durch S t e i n a c h inaugurierte Regenerationsmethode auf dem Wege über die Keimdrüse zu fällen. Ein Verständnis für alle diese Vorgänge ist nur auf Grund der Kenntnis der vorangegangenen Arbeitsetappen möglich.

Ich werde mich nicht dem Vorwurf der Ungerechtigkeit aussetzen, wenn ich die ersten experimentellen Arbeiten der französischen Forscher B o u i n und A n c e l hier übergehe. Der Inhalt dieser Arbeiten, daß nämlich der Hoden neben seiner Tätigkeit als Samenbildner auch noch inkretorische Eigenschaften habe, ist zu bekannt, als daß Erwähnung an dieser Stelle erforderlich erschiene. Wesentlich dagegen ist eine Erinnerung an die Vorstufen des S t e i n a c h'schen Schaffens, insbesondere der Jahre 1910—1916. Ich glaube nicht fehlzugehen mit der Annahme, daß die Klarheit, die wir heute über diese Dinge, insbesondere die Regeneration haben, schon früher eingetreten wäre, hätte nicht der Krieg das Weiterarbeiten an der Materie erschwert und das Interesse weiter Kreise davon abgelenkt. Wer die Ergebnisse der Arbeiten „Geschlechtstrieb und echt sekundäre Geschlechtsmerkmale als Folge der innersekretorischen Funktion der Keimdrüsen" [40], die Arbeiten über experimentelle Geschlechtsumwandlung bei Säugetieren (Pf l ü g e r's Archiv 1912 und Z. f. Physiologie 1913), ferner „Pubertätsdrüsen und Zwitterbildung" [39] und „Erhöhte Wirkungen der inneren Sekretion bei Hypertrophie der Pubertätsdrüsen" [39] völlig aufgenommen hatte, für den konnte das Erscheinen der „Verjüngungsversuche" nicht eben gerade ein völlig unverständliches Novum bedeuten. Ich möchte an dieser Stelle ganz kurz auf die Arbeiten S t e i n a c h's seit 1910 eingehen, da diese die absolute Folgerichtigkeit des Regenerationsgedankens klar erkennen lassen. In [40] Abt. III „Entwicklung der vollen Männlichkeit in funktioneller und somatischer Beziehung bei Säugern als Sonderwirkung des inneren Hodensekretes" schildert S t e i n a c h an Hand von T r a n s p l a n t a t i o n s v e r s u c h e n die völlige A b h ä n g i g k e i t d e s W a c h s t u m s d e r s e k u n d ä r e n G e s c h l e c h t s m e r k m a l e (Prostata, Samenblasen, Penisschwellkörper) und des psychischen Sexualcharakters vom Vorhandensein eines Keimdrüsentransplantates. Im vorhergehenden Kapitel „Über die Entstehung des

10

Umklammerungsreflexes bei Fröschen" erbringt er mittels großer Versuchserien den Beweis, daß der Sexualakt nur möglich ist nach Eintreten einer „Erotisierung des Zentralnervensystems" und daß diese Erotisierung Folge einer chemischen Einwirkung des inneren Hodensekretes ist. Was nun anlangt die Herkunft dieses inneren, die Psyche und das Soma bestimmenden Hodensekretes, so spricht sich Steinach schon in dieser 1910 erschienenen Arbeit (in Bestätigung der Arbeiten von Bouin und Ancel und von Tandler) für die Zwischensubstanz im Hoden aus, ja weiter noch, er beweist, daß der Ausbildungszustand der Sexuszeichen proportional abhängig von der Menge der Zwischensubstanz ist. Steinach schließt diese Arbeit mit Angabe einer Kurve, die zur Zeit der Pubertät ansteigt, dann mit geringen Zacken fortlaufend auf der Höhe bleibt und bei Alterseintritt absinkt. Diese Kurve entspricht der Intensität des Sexualtriebes und seinen mächtigen Auswirkungen. In der Summe dieser Erkenntnisse lag in nuce schon der Verjüngungsgedanke.

Die mit Holzknecht gemeinsam vorgenommenen Versuche [39], durch Röntgeneinwirkung die generativen Elemente der Keimdrüse eines weiblichen Tieres zu vernichten und die Zwischensubstanz zum Wachstum anzuregen, bewiesen durch die Erzielung der sexuellen Frühreife und der Hyperfeminierung jungfräulicher Weibchen die maßgebliche Wirksamkeit des Zwischengewebes. Diese Erkenntnis wurde weiter erhärtet durch die Restitution infolge von Implantation bei Spätkastraten und wesentlich ausgebaut durch die Versuche der Feminierung, Maskulierung und künstlichen Zwitterbildung. Denn die histologische Untersuchung von Implantaten, die sich in Bezug auf die Umformung der Sexuszeichen wirksam erwiesen hatten, ergab vorwiegend Zwischengewebsmassen, denen man folgerichtig auch die Geschlechtsspezifität ihrer Wirkung zugestehen mußte.

Die praktischen Konsequenzen dieser Forschungsergebnisse wurden bald gezogen und die Transplantation von Leistenhoden beim Menschen mit Kastrationserschei-

nungen vorgenommen. Die Erfolge in Bezug auf die Restitution
waren vollkommen beweisend.

War nun einmal die Abhängigkeit somatischer und psychischer
Vollreife von dem Zustand der inkretorischen Hodendrüse bekannt, so lag der Gedanke nahe, das Absinken dieser Vollreife,
nämlich das Altern, durch Erneuerung der wirksamen Drüsen-
substanz hintanzuhalten. Der Weg wiederholter Implantation
von Keimdrüsen stand im Tierexperiment offen und ist mit
Erfolg begangen worden, machte aber bei der Behandlung von
Menschen sehr wesentliche, schon rein technische Schwierigkeiten.

Da erschien als letzte Auswirkung aller seiner früheren Versuche S t e i n a c h's Arbeit [37] über „Experimentelle Neubelebung
der alternden Pubertätsdrüse" das Werk, das die bestehenden
Schwierigkeiten beseitigte, indem es die Regeneration durch
Inanspruchnahme eigener Kräfte, durch die einfache Unterbindung des Samenleiters ermöglichte.

II.

DARLEGUNG DES DIE REGENERATIONSMETHODE BETREFFENDEN PUBLIKATIONSMATERIALES UNTER BESONDERER BERÜCKSICHTIGUNG DER ZWISCHENZELLENTHEORIE.

DIE Ergebnisse der S t e i n a c h'schen Forschungen waren zu
neu, zu einschneidend, als daß sie unbeachtet hätten bleiben
können. Sie haben, wie jede Entdeckung, zum Teil freudige
Anhängerschaft, zum anderen Teil Ablehnung gefunden. Die
F ü l l e b e s t ä t i g e n d e r A r b e i t e n aus aller Welt ist heute
so groß, daß die Stimme der Gegnerschaft und Kritik dagegen
fast verklingt. Aber ganz abgesehen von der notwendigen
Gerechtigkeit wird uns gerade das audiatur et altera pars die
Möglichkeit gewähren, einige unrichtige Vorstellungen und un-
berechtigte Einwände zu entkräften. Solche herrschen nicht nur

12

in der Laienwelt, sondern auch in einem Teil der Ärzteschaft, dem zum vollen Verständnis des Restitutionsgedankens die ausreichende Kenntnis der biologischen Grundlagen und der Vorarbeiten S t e i n a c h 's, seiner Mitarbeiter und Schüler fehlt.

Häufig wurde die Diskussion des Themas aber auch erschwert oder abgelehnt, da man in der ganzen Frage nicht viel anderes als eine sexuelle Angelegenheit sah. Als S t e i n a c h die Verjüngungswirkung bei alternden Ratten anschaulich machen wollte, mußte er zu anderen objektiven Resultaten auch die Steigerung der sexuellen Potenz angeben. Während einzelne Kritiker jede Vergleichsmöglichkeit zwischen dem physiologischen Leben von Ratte und Mensch in Frage stellten, wurde einzig das sexuelle Moment als Vergleich zugelassen und als Angriffsbasis benutzt, und völlig übersehen, daß der Autor nicht in der Lage war, bei den Ratten Erhebungen über eventuelle Steigerung etwa der geistigen Leistungsfähigkeit anzustellen.

Eines der wichtigsten Ziele des praktischen Teiles vorliegender Arbeit wird es sein, die F ü l l e v o n V e r j ü n g u n g s e r s c h e i n u n g e n a m M e n s c h e n zu erweisen, die a b s e i t s v o n d e r v i t a s e x u a l i s liegen. S t e i g e r u n g o d e r N e u e r w a c h e n d e s S e x u a l k o m p l e x e s i s t N e b e n e r s c h e i n u n g , n i e m a l s H a u p t z w e c k d e r a u f R e g e n e r a t i o n z i e l e n d e n B e s t r e b u n g e n g e w e s e n .

Sicherlich aber ist die zeitweilige Heftigkeit der Gegnerschaft, die Erbitterung selbst über t h e o r e t i s c h e Streitfragen daraus zu erklären, daß es sich nicht um Pankreas, Schilddrüse oder Nebenniere, sondern um die Sexualsphäre handelt, und daß der Ort des Eingriffes eben das Genitale ist.

Es sei mir gestattet, zuerst die allgemeiner gehaltenen Einwände gegen die Regenerationsmethode kurz zu besprechen, um dann das aus größeren Arbeiten bestehende Material unter einheitlichem Gesichtspunkt zu betrachten. Bald nach Erscheinen der Arbeit [37] über „Experimentelle Neubelebung" wurde vön P ü t t e r , K o h n-Prag u. a. [29] das W o r t „Verjüngung" kritisiert, dies Wort, das vielleicht wirklich dazu angetan war, übertriebenen Vorstellungen Raum zu geben. Aber dieser reine Wortstreit war nicht fördernd und nicht erforderlich, da es ja nach des Autors eigenen Worten [37] (Kapitel 10. Anwendung der experimentellen Methoden und Ergebnisse beim Menschen: „Innerhalb bescheidener Grenzen") von Anfang an selbstverständlich war, daß es sich nur um eine Teilverjüngung im Sinne Pütters handeln konnte. In diesem Sinne hat sich auch von vornherein K. Sand [31] in Übereinstimmung mit Steinach geäußert.

Wenngleich der Mißbrauch, der mit dem Wort „Verjüngung" in Tagespresse und Volksmund getrieben wird, recht bedauerlich und ein Unrecht gegenüber dem wissenschaftlichen Autor ist, so möchte ich doch bemerken, daß mir dies Wort trotz des ihm anhaftenden Beiklanges zur kurzen Fassung der neuen Grundtatsachen plastischer und treffender erscheint als die Bezeichnungen: Teilverjüngung, operative Altersbekämpfung, Regeneration u. a. m.

Die wenigsten der in der Folge erschienenen kritischen Artikel waren auf die so wesentliche eigene experimentelle Nachprüfungsarbeit gegründet. Meistenteils beschäftigte man sich rein kompilatorisch mit den Mißerfolgen älterer Chirurgen und Urologen mit Vasoligatur. Eine erwünschte Angriffsbasis bot ferner die Widerlegung von Behauptungen, die man aus Steinach's Arbeiten angeblich herausgelesen hatte.

Eine große Rolle spielte hier die „Lebensverlängerung" und deren Gegenbeweis. Soweit mir bekannt, gibt Steinach bei Rattenverjüngung die Tatsache der Lebensverlängerung nur dann zu, wenn das verjüngte Tier wesentlich (ein Viertel der durchschnittlichen Lebenszeit) länger als der gesamte nicht behandelte Wurf gelebt hat. Er hält dies für den günstigsten Fall im Tierversuch, hütet sich aber vor Verallgemeinerung, insbesondere für den Menschen.

Ein anderer, bis in diese Tage gegen Steinach erhobener Einwurf gipfelt darin, daß er allzu einseitig alle hormonale Wirksamkeit für die Keimdrüse beanspruche. Ich zitiere aus [37] (B. „Ergebnisse" Abs. 6). Er beschreibt die histologischen Untersuchungen an Thyreoidea und Hypophyse verjüngter Ratten und schließt mit den Worten: „Hierdurch war festgestellt, daß die Pubertätsdrüse auch indirekt und zwar auf dem Wege anderer endokriner Drüsen auf die Alters-

14

erscheinungen einwirken kann." Ferner loc. cit. Kapitel 9 („Weitere Aufgaben der experimentellen Altersforschung") „Fortsetzung der Versuche über den Einfluß der Pubertätsdrüse auf andere endokrine Drüsen (z. B. auch auf Nebennieren) und über deren Wechselwirkung beim Verjüngungsvorgang."

Im Brennpunkt des Interesses und im Mittelpunkt der Diskussion stand und steht noch heute die sogenannte Steinach'sche Theorie, die Pubertätsdrüsentheorie. Wiewohl Steinach nie das Ursprungsrecht auf diese von Bouin und Ancel aufgestellte Theorie beansprucht hat, wird sie doch zumeist als seine Schöpfung gedeutet. Weit darüber hinaus aber hat die Zwischenzellentheorie und die bezügliche Kontroverse das Interesse der Wissenschaftler derartig gefangen genommen, die Fachblätter gefüllt und selbst die Tagespresse beeinflußt, daß letzten Endes heute die wichtigen unumstößlichen, positiven Endeffekte, die Steinach uns gegeben hat, fast vollkommen verdunkelt wurden durch den Streit um die theoretische Grundlage für seine Forschung. Bei mehreren wissenschaftlichen Kongressen im Verlaufe dieses Jahres konnte man das seltsame Schauspiel erleben, daß die mit den Steinach'schen Methoden arbeitenden Praktiker die Tatsache der Regeneration zugaben, daß aber die Theoretiker den Scheinbeweis für die Unrichtigkeit der Steinach'schen Arbeitshypothese erbrachten und damit die ganze Frage ablehnten. Ich halte es für nicht ausgeschlossen, daß diese schon im Herbst 1920 einsetzende schroffe Ablehnung der Frage gerade seitens mancher offizieller Stellen die Ursache dafür abgegeben hat, daß eine ganze Anzahl von Klinikern ihre positiven Erfahrungen mit der Steinach'schen Operation (von denen ich privatim Kenntnis habe) nicht publiziert haben.

Nachdem ich die, im Verlaufe des letzten Jahres gemachten Einwände allgemeinerer Natur besprochen habe, möchte ich die Hauptfrage dieser Arbeit folgendermaßen präzisieren. Übt die Erneuerung der Keimdrüsensubstanz, sei es durch Implantation artgleicher Keimdrüsen (Implantationsmethode Steinach-Harms), sei es durch Vasoligatur (Regenerationsmethode Steinach) eine wesentliche Wirkung auf die Ausbildung bezw.

das Erhaltenbleiben der somatischen und psychischen Geschlechtsmerkmale aus?

Bei Beantwortung dieser Frage erscheint es mir für die Übersichtlichkeit am zweckmäßigsten zu sein, die überwiegend große Anzahl der bestätigenden experimentellen und praktisch klinischen Arbeiten mit nur kurzer Angabe der gewonnenen Resultate in Form einer Tabelle darzulegen. Den Publikationsort der späteren Erscheinungen füge ich bei, für die Literatur der Steinach'schen Arbeiten und der der Vorgänger verweise ich auf das Sammelwerk von A. Lipschütz „Die Pubertätsdrüse und ihre Wirkungen" und auf Kammerer „Ergebnisse der inneren Medizin und Kinderheilkunde. Bd. 17". Im Anschluß an die Tabelle der bestätigenden und ausbauenden Schriften werde ich an Hand der kritischen und gegnerischen Arbeiten, die ich zum Teil eingehender besprechen möchte, das Pro und Contra der Zwischenzellentheorie erörtern.

a) Regeneration durch Implantation.

(Inanspruchnahme fremder Kräfte)

A. An Tieren.

Steinach 1910—1916.

Autoplastische Volltransplantationen an Ratten. Homoplastische Transplantationen an Ratten und Meerschweinchen und Transplantationen zwecks experimenteller Maskulierung bei Meerschweinchen und Ratten.

(Resultate siehe Einleitung dieser Arbeit)

Sand (Kopenhagen) 1914—1918. [31, 32, 33, 34, 50, 51, 63]

Eingehende Nachprüfung, Erweiterung und Bestätigung sämtlicher Transplantationsversuche von Bouin, Steinach und Tandler.

Erstmalige Vornahme des experimentellen Kryptorchismus. Experimentelle Zwitterbildung unabhängig von Steinach.

Die morphologischen und histologischen Untersuchungen dieser und der später zu beschreibenden Eingriffe am Vas deferens ergibt mit Notwendigkeit die integrierende Rolle der Leydig-Zellen für die innere Sekretion des Hodens.

16

A. Lipschütz (Dorpat). [16, 17, 18, 55—61]
Ausgedehnte Arbeiten über Geschlechtsumwandlung.
Erstmalige Beobachtung der Umwandlung der Clitoris in ein penisartiges Organ bei der experimentellen Maskulierung.
Arbeiten über Partialkastration.
Die sehr umfangreichen experimentellen Arbeiten erbringen bündige Beweise für Lokalisation, Wesen und Wirksamkeit der Pubertätsdrüse.

Harms 1914.
Ein Implantationsversuch beim senilen Meerschweinchen.
1921 Fortsetzung der Implantationsversuche an senilen Hunden in Übereinstimmung mit den Resultaten Steinachs.

Voronoff 1920. [44]
Wiederholte Implantation bei senilen Ziegenböcken und Widdern und Beobachtung der jedesmaligen Regeneration parallel mit den Angaben Steinach's und Harms', aber unabhängig von ihnen.

Moore (Institut Lillie-Chicago). [23]
Vornahme der Maskulierung, Feminierung und Zwitterbildung, und Konstatierung der Veränderung der somatischen und psychischen Sexuszeichen im Sinne Steinach's. Die histologischen Befunde der Transplantate ergaben Schwund des Kanälchenepithels bis auf die Sertoli-Zellen und Wucherung der Leydig-Zellen.

Morgan und Boring (New York). [24]
Die Hähne der Sebrightrasse sind hennenfedrig.
In den Testikeln dieser Hähne befinden sich die gleichen Luteïnzellen wie in den Ovarien der Hennen derselben Rasse. Nach Kastration solcher Hähne, d. h. nach Entfernung dieser (weiblichen), die Entfaltung hemmenden Zellgruppen wächst bald prächtiges Hahnengefieder. Der Hahn wird hahnenfedrig!

Goodale (Agricultur-Station Amherst-U. S. A.).
Feminierung junger Hähne.

Massaglia (Chicago). [21]
Nachweis der Hormonsekretion aus dem Zwischengewebe
(Leydig-Zellen).

Pézard (Paris). [28]
Experimentelle Hermaphrodisierung von Hühnern.

Athias (Lissabon).
Feminierung von Meerschweinchen. (Vollkommene Bestätigung
der Steinach'schen Befunde).

Haberlandt (Innsbruck. [„Münchner med. Wochenschrift"
1921]). Nachweis der innersekretorischen Wirkung der interstitiellen Eierstockdrüse durch Ovartransplantation. (Vollkommene
Übereinstimmung mit Steinach).

B. An Menschen.

Lichtenstern (Wien) [14, 38] und
Mühsam (Berlin) [25, 26]
nahmen die Transplantation vor zur Beseitigung von Kastrations-
folgen und zur Umstimmung Homosexueller.
Lydston (Chicago), [20]
Kreuter (Erlangen), [10]
Stocker (Luzern), [41]
Foramiti (Wien. [„Wiener klin. Wochenschrift 1921"]),
Stanley („Endocrinology" 1921/5, Nr. 6. [Referat: Zentr.-Bl.
f. Haut- u. Geschlechtskrankh. 1921])
nahmen die Transplantation vor zur Heilung von Kastrations-
folgen. Die Erfolge waren beweisend.

b) Regeneration durch Vasoligatur.
(Ausnützung der eigenen Kräfte)

A. An Tieren.

Steinach, [37]
Sand. [31, 32, 33, 63]
Resectio v. d. unilateralis und bilateralis.

„   „ „   „   mit castratio contralateralis.
Transcisio „ „   „   „ resectio od. castratio contralateralis.

[34] „Verjüngung" bei einem alten moribunden Jagdhund.

Volle Bestätigung der Steinach'schen Befunde in Bezug auf die Regenerationserscheinungen und die histologischen Verhältnisse. *

Tiedje. [42, 43]
Berblinger. [2, 3]
Vasoligatur an Meerschweinchen.

A. Kuntz (Univ. School of Medic.-St. Louis) [11]
Erhöhte Sexualität bei künstlich gewucherter interstitieller Drüse nach Vasoligatur bei Kaninchen und Hunden, insbesondere auch bei senilen Tieren.

B. An Menschen.

Steinach. [37]
Lichtenstern (Wien). [15]
Objektiv festgestellte Erfolge der operativen Altersbekämpfung in fünf Beispielen (aus größerem Material).

Levy-Lenz und Peter Schmidt (Berlin). [13]
Kurze Mitteilung der Anfangserfolge in vier Fällen.

Loewy und Zondek (Berlin). [19]
Objektive Beweisführung für die stoffwechselsteigernde Wirkung in vier Fällen.

Finsterer (Wien). [45, 48]
Mehrere Fälle von Anwendung der Vasoligatur zur Verhütung und Hinausschiebung der Karzinomkachexie.

Rychlik (Prag).
Mitteilung von vier Fällen physiologischer Senilität.

Kramer (Prag).
Heilung eines Falles von Melancholie.

---

* Soeben ist die deutsche Übersetzung „Vasektomie beim Hunde als Regenerationsexperiment" in der Zeitschrift für Sex. 1922, Heft 12, erschienen. Die dort angegebenen objektiven Daten und die prächtigen Bilder sind durchaus überzeugend.

Peter S c h m i d t (Berlin). [49, 47, 48, 35]
Weitere Mitteilungen über Art und Dauer objektiv festgestellter
Wirkungen der Ligatur an größerem Material.

C h. H. C h e t w o o d (New York). [64]
Revision von Vasoligaturfällen aus großem Material. Beschreibung
allgemeiner Restitutionswirkungen von langer Dauer bei Hoch-
senilen. Schädliche Folgen nie beobachtet.

M. K l i k a (Bratislava-Preßburg). [65]
Mitteilung einiger Fälle aus größerem Material. Objektiv festgestellte Dauerwirkungen der Vasoligatur bei Senilen.

K. S a n d (Kopenhagen). [66]
Mitteilung über die Wirkungen der Vasoligatur aus größerem
Material. Objektive Feststellung.

W. E d g a r (New York). [52]
Ligaturen und Implantationen zur Regeneration von Senilen.
Bestätigung der Verjüngungserscheinungen auch durch Konstatierung von Hämoglobinzunahme und Vermehrung der Erythrocyten.

III.
SCHLUSSFOLGERUNGEN
AUS DEM THEORETISCHEN TEIL.

AUF dem Gebiet der Vasoligatur am Menschen habe ich
meine Untersuchungen, die im II. Teil der Arbeit beschrieben
werden, fortgesetzt. Als ich mit diesen begann, war das große,
h e u t e vorliegende, die S t e i n a c h'sche Theorie und Praxis
durchaus bestätigende (insbesondere aus dem Ausland stammende)
Material noch nicht erschienen, wohl aber mehrere warnende
bis ablehnende Arbeiten. Da es nun leider nicht Aufgabe des
rein praktisch-klinisch interessierten Arztes sein konnte, die
Befunde der Biologen und Histologen an eigenem Tiermaterial

nachzuprüfen, mußte ich mir durch die scheinbaren Widersprüche der theoretischen Arbeiten einen Weg suchen, der mir genug Vertrauen erweckte, um die Verantwortung für einen noch unerforschten operativen Eingriff am Menschen übernehmen zu können. Eine Strecke dieses damals gefundenen Weges der Überlegung auch den Leser zu führen, erscheint mir aus manchen Gründen zweckmäßig.

Es ist interessant, daran zu erinnern, wie in der ersten Zeit nach Erscheinen der „Verjüngung" vielerlei Fragen erörtert wurden — wie nach den etwaigen zu starken Wirkungen der Ligatur und den daraus entstehenden destruierenden Folgen für Familie und Staat — nur nicht die Kardinalfrage: Hat die Ligatur überhaupt eine Wirkung? Diese Frage konnte schon an Hand des damals vorliegenden Materials bejaht werden und entbehrt heute jeglicher Diskussionsmöglichkeit. Denn die Forscher und Kliniker, die sich praktisch oder theoretisch mit der Vasoligatur an Tier und Mensch beschäftigt haben, konstatieren durchweg eine im Anschluß an die Operation eintretende physiologische Änderung im Sinne einer Hebung des allgemeinen Körperzustandes und einer günstigen Beeinflussung des psychischen und psycho-sexuellen Verhaltens. (Berblinger, Finsterer, [45, 48] Lichtenstern, Levy - Lenz - Peter Schmidt, Loewy - Zondek, Payr, [27] Sand, Tiedje.)

Es lautet demnach die Frage nicht mehr: „Hat die Vasoligatur eine Wirkung?" sondern: „Weshalb wirkt die Vasoligatur?"

Steinach und seine Anhänger behaupten:

1. Die Vasoligatur bewirkt eine Neubelebung und vermehrte Tätigkeit des inkretorischen Systems der Keimdrüse. Die größere ins Blut gelangende Hormonmenge verleiht auf dem Wege über das inkretorische System dem Gesamtorganismus einen Impuls im Sinne einer Restitution.

2. Dasjenige Gewebe im Hoden, welches die Hormone speichert, ist im wesentlichen nicht das generative, sondern das interstitielle: die Pubertätsdrüse. Spermatogenese und reifes Sperma ist für die Wirkung auf die somatischen und psychischen Geschlechtsmerkmale belanglos.

Steinach's Gegner behaupten:

1. Die Vasoligatur bewirkt durch Spermastase (Spermastauung) einen vermehrten Abbau von Spermien und spermatogenetischem Gewebe und eine Resorption daraus entstehender Eiweißabbauprodukte.
2. Das interstitielle Gewebe (Leydig'sche Zellen) ist ein rein trophisches, die Hormonproduktion ist an generatives Gewebe gebunden und besteht nur solange, wie Spermatogenese resp. Resorption von Abbaustoffen aus spermatogenetischem Gewebe vorhanden ist.

Eine von beiden gegnerischen Lagern anerkannte und nicht mehr bestreitbare Tatsache ist es nun, daß die männliche Keimdrüse neben der Spermaproduktion ein Hormon bereitet, das mehr als alle anderen Hormone gestaltend wirkt, d. h. Entstehen und Erhalten der Sexuszeichen bestimmt. Das Wort „Pubertätsdrüse" (das übrigens seit 1912 in Steinach's Arbeiten erscheint, aber erst jetzt nach Erscheinen der „Verjüngung" so lebhafte Kritik hervorgerufen hat), einer Kritik zu unterziehen, erscheint vielleicht berechtigt; als notwendig aber muß es doch anerkannt werden, für die sichergestellte so wesentliche zweite Funktion der Keimdrüse ein Wort zu prägen, um nicht dauernd die umständliche Bezeichnung „inkretorisches System der Keimdrüse" anwenden zu müssen.

Es gilt nunmehr der Frage näher zu treten: an welches Gewebe ist die Hormonbereitung gebunden?

Die extremste Formulierung der Frage würde etwa so lauten: reife Samenzelle oder Leydig'sche Zelle?

Daß das reife Spermatozoon nicht Träger der Inkretion ist, wird heute kaum mehr bezweifelt (Bab, Berblinger, Lipschütz). Der experimentelle Beweis hierfür wurde durch folgende Versuchsanordnung Steinach's geliefert. Bei fortgesetzten Injektionen von verdünntem Sperma, welches aus den gespeicherten Massen des Nebenhodens und Vas deferens von ausgewachsenen Rattenmännchen entnommen wurde, bleiben
1. bei Frühkastraten die Sexuszeichen (Samenblasen, Prostata, Penis u. a. m.) auf infantiler Stufe stehen:
2. treten bei Spätkastraten die Kastrationsfolgen trotz der Injektionen ein, d. h. die Sexuszeichen bilden sich zurück.

Es kann somit die Annahme, daß nämlich das reife Spermatozoon für die Inkretion von Belang sei, endgültig verlassen werden. Kommen wir nun zur Besprechung des Gegenpoles: Leydig'sche Zellen, so gelingt es vielleicht schon bei dieser Gelegenheit, eine Annäherung zwischen den gegnerischen Standpunkten herbeizuführen. Es ist ein absoluter Irrtum der Gegner der Steinachschen Theorie, wenn sie seinen Standpunkt als allein auf den Leydig-Zellen basierend annehmen. Steinach hat vielmehr die Sertoli-Zellen als wahrscheinlich auch zum inkretorischen System gehörend betrachtet. In seiner Arbeit [37] „Verjüngung", Kap. VI. B. „Ergebnisse" heißt es: „Von der Atrophie der Samenkanälchen (nach der Vasoligatur) weniger betroffen werden die Sertoli'schen Zellen, von denen ein großer Teil intakt bleibt. Es ist daher weiter unentschieden, ob auch diese — aber keinesfalls sie allein — bei der inkretorischen Tätigkeit beteiligt sind. Gewisse Übereinstimmung der Struktur, ferner die ähnliche Widerstandsfähigkeit könnte auf eine Analogie der funktionellen Veranlagung schließen lassen".

Weiterhin schrieb Steinach in „Geschlechtstrieb und echt sekundäre Geschlechtsmerkmale als Folge der innersekretorischen Funktion der Keimdrüsen" [40] gelegentlich der histologischen Untersuchung wirksam gewesener Transplantate: „Bei den Transplantaten finde ich eine der Wand der Tubuli dicht anliegende Lage von Epithel erhalten. Es bleibt einer fortgesetzten mikroskopischen Untersuchung von Transplantaten verschiedenen Alters und Zustandes vorbehalten, darüber zu entscheiden, ob diesem Epithel für die innere Sekretion eine Bedeutung beizumessen sei oder nicht. Steinach hat ganz ausdrücklich diese Zellgruppe nie ausgeschaltet, nur für unbewiesen gehalten. Sein Grundmotiv war immer: auch ohne Samenbildungszellen und Samenproduktion können sekundäre Geschlechtsmerkmale sich entwickeln und erhalten. Vielleicht gelingt es durch diesen Hinweis, einen allmählich eingewurzelten Irrtum zu berichtigen. Es ist also weder für, noch gegen die Mitwirkung der Sertoli-Zellen bisher ein absoluter Beweis erbracht worden.

Anders verhält es sich mit der Rolle der Leydig'schen

Zellen im inkretorischen System. Denken wir zunächst an ihr Verhalten nach Vasoligatur.

R o m e i s [30] nahm die Vasoligatur einseitig vor, entfernte aber gleichzeitig den Hoden der anderen Seite. Trotzdem diese Versuchsanordnung — auf der einen Seite Geben, gleichzeitig auf der anderen Nehmen und dadurch die Restitution erschweren — vielleicht ungünstig war, sah er gewisse deutliche klinische Wirkungen (der Rattengreis nahm in drei Monaten um ein Drittel seines früheren Gesamtgewichtes zu). Am vasoligierten Hoden fand er 7 Wochen p. op. erhebliche Reduktion des generativen Anteils, Aufquellung der Interstitien, aber keine Vermehrung der L e y d i g'schen Zellen. „Natürlich ist es möglich, daß durch ihren (Zwischenzellen) Zelleib auch spezifische Hormone in den Organismus gelangen, nur spielen sie dann für das Entstehen keine primäre, sondern eine sekundäre Rolle".*

T i e d j e [42, 43] hat die Wirkung der Vasoligatur zwar nicht an alten Tieren, wohl aber an ausgewachsenen geschlechtsreifen Tieren nachgeprüft und ermittelte ähnliche Erscheinungen, wie sie S t e i n a c h bei der experimentellen Verjüngung an alten Tieren gesehen hat: Gewichtszunahme, Verschönerung und Verdichtung des Haarkleides, Kampflust, erhöhte Libido und Potenz. Mikroskopisch fand T i e d j e Degeneration des generativen Gewebes und tatsächliche Vermehrung der L e y d i g-Zellen. „Zu einer Zeit, wo die Samenkanälchen noch normal weites Lumen zeigen . . . ist bereits eine Vermehrung der L e y d i g'schen Zwischenzellen festzustellen . . . Ich muß . . . die Ansicht von einer Vermehrung der Zwischenzellen vertreten, wenn ich auch niemals Mitosen beobachtet habe." Später sah er, wie dies zuerst K y r l e [46] und später S t e i n a c h ausführlich beschrieben hatten, volle Regeneration des generativen Gewebes und der Spermatogenese.

B e r b l i n g e r [2, 3] sah ebenfalls klinische Wirkungen der Vasoligatur (Sexuelle Erregbarkeit). Ferner meint er auf Grund

---

* Ferner gibt R o m e i s an: „Die Hypertrophie der Samenblase und Prostata erweist sich beim Greise als eine durch Sekretstauung bedingte Pseudohypertrophie usw." Es ist physikalisch nicht verständlich, wie es bei einer Unterbindung des Vas deferens nahe am Hoden, also einer Abzweigung des freibleibenden Hauptkanals, zu einer Stauung in Samenblasen und Prostata kommen soll.

24

eigener Beobachtung „Das freie Sperma wirkt nicht inkretorisch.“ „In einem Falle von Semikastration zeigte der erhaltene Hoden völligen Stillstand der Spermiogenese, Spermien fehlten; die Zwischenzellen waren nicht absolut vermehrt, die Sexuszeichen unverändert entfaltet. Die angeführten Fälle bestärkten mich als wichtigsten Bestandteil für die Bildung der Sexualhormone die Spermatogonien, die Samenstammzellen zu betrachten.“ „Deshalb möchte ich es für am wahrscheinlichsten halten, daß die Sexualhormone in den Stammzellen gebildet werden, die Zwischenzellen für die Hormonresorption und die Abfuhr des Inkretes eine Bedeutung haben und so gewissermaßen als inkretorischer Anteil des Hodens jene mit diesen eine funktionelle Einheit bilden.“ Denkt man noch einmal daran, daß Steinach die basalen Zellen in das inkretorische System mit einbezieht, so sind hier die Gegensätze schon überbrückt.

Letzten Endes aber steht heute die Gesamtheit der Anhänger der generativen Drüse (Kohn, Poll, Romeis, Tiedje) noch auf dem Standpunkt, daß die nicht mehr abzustreitenden Wirkungen der Vasoligatur einzig und allein auf dem Zerfall und der Resorption generativen Gewebes beruhen.

Wäre diese Erklärung richtig, so dürfte die Wirkung der Vasoligatur nur so lange andauern, als Spermien und generatives Gewebe atrophiert, abgebaut und resorbiert werden. Dagegen spricht abgesehen von der langen Dauer der Wirkung bei den Tierversuchen die heute feststehende bisher erprobte Wirkungsdauer beim Menschen (Lichtenstern: bis 3 Jahre. Eigene Fälle: bis $1^{1}/_{2}$ Jahr).

Da nun die Anhänger der Generativtheorie keinerlei experimentellen Beweis für die ausschließliche endokrine Wirksamkeit der Samenzellen erbringen können, stützen sie sich auf die Tatsache, daß nach Vasoligatur generatives Gewebe restituiert wird. Daraus schließen sie, daß dieses das wirksame sei, wie es ja auch die alte Medizin annahm. Daß aber gerade für diese Restitution auch wieder die Leydig'schen Zellen von ausschlaggebender Bedeutung sind, dafür sprechen, abgesehen von den Versuchen Kyrle's, folgende Beobachtungen: Berblinger[2] „Der Einfluß der Zwischenzellen auf die Regeneration im Hoden schien mir aus früheren Beobachtungen von hypophyseogener genitaler Dystrophie ziemlich sicher, ebenso wie mir eine Korrelation zwischen dem Hirnanhang und den Keimdrüsen als wahrscheinlich gilt."

Bab: [1] „Knaben mit Zirbeltumoren produzieren kein Sperma, aber die Wucherung ihrer interstitiellen Drüse bedingt die Makrogenitosomia praecox."

Trotzdem bieten die histologischen Befunde an Hoden nach Vasoligatur keinen Beweis für die maßgebliche Wirkung der interstitiellen Drüse. S t e i n a c h selbst hat auch durchaus nicht seine Schlüsse auf Grund der Befunde nach Vasoligatur gezogen. Sein Forschungsweg führte ihn zuerst über die Transplantation zur Vasoligatur und nur in den E r g e b n i s s e n d e r D a u e r - T r a n s p l a n t a t i o n, u n t e r d e r e n E i n f l u ß d i e S e x u s - z e i c h e n v o l l k o m m e n e r h a l t e n b l i e b e n u n d d e r h i s t o l o g i s c h e n U n t e r s u c h u n g s o l c h e r D a u e r - T r a n s p l a n t a t e fand er den bündigen Beweis für die Wirksamkeit der L e y d i g'schen Zellen.

Bei der Vasoligatur bleibt das Organ in situ, die Blutversorgung und Innervation intakt, die Kanälchen degenerieren, werden aber nicht derart geschädigt, daß sie nicht regenerieren könnten. Bei der Transplantation dagegen tritt in der ersten Zeit eine schwere Schädigung der Blutversorgung und Zerstörung der Innervation ein, erst allmählich beginnt die kapillare Versorgung von der Peripherie aus. Unter diesen anfangs ungünstigen Lebensbedingungen gehen die empfindlicheren Samenzellen zugrunde und verlieren auf die Dauer ihre Regenerationsfähigkeit, während die widerstandsfähigeren L e y d i g-Zellen und S e r t o l i - Zellen persistieren. Nach wenigen Monaten ist das Kanälchen- Epithel völlig atrophisch.

Der schlagende Beweis für die maßgebliche Bedeutung der L e y d i g'schen Zellen und die Belanglosigkeit der Samenzellen für die Ausbildung und Integrität der sekundären Geschlechtsmerkmale wurde durch die Ergebnisse der autoplastischen D a u e r - T r a n s p l a n t a t i o n von S t e i n a c h erbracht. [39] Die Methode bestand darin beim i n f a n t i l e n Tier beiderseits einen artifiziellen Kryptorchismus anzulegen und wenige Tage nach

26

der Anheilung des Hodens den Funiculus zu durchtrennen. Auf diesem Wege gelang es, den Hoden in v o l l e r F o r m u n d G r ö ß e z u m A n h e i l e n u n d a u f d e r n e u e n U n t e r l a g e z u m W a c h s t u m zu bringen. Der Wert der Methode lag nun darin, daß man jederzeit das histologische Bild des Transplantates mit dem Ausbildungszustand der sekundären Geschlechtsmerkmale vergleichen konnte. Nachdem das Transplantat w e i t ü b e r e i n J a h r hinaus bestanden hatte, waren die sekundären Geschlechtsmerkmale noch in v o l l e r E n t f a l t u n g.

Von welchen Elementen der Keimdrüse waren nun diese Wirkungen ausgelöst worden? In diesem Dauertransplantat war der größte Teil der Samenkanälchen überhaupt verschwunden, die restierenden waren bis auf das Sertoli-Epithel vollständig atrophiert, also leer, und die Hauptmasse des Zellinhaltes bestand aus mächtigen Wucherungen gut ausgebildeter L e y d i g' scher Zellen. Wären im Sinne der Gegner S t e i n a c h's die Samenzellen das ursächliche Moment für die Integrität der Geschlechtsmerkmale, so müßten die letzteren längst in den Kastrationszustand (also in Rückbildung) verfallen sein.

Einen weiteren zwingenden Befund S t e i n a c h's ebenfalls aus „Pubertätsdrüsen und Zwitterbildung" [39] möchte ich hier zitieren. Es handelt sich um R e ï m p l a n t a t i o n e n! „Hingegen kann man bei infantilen Kastraten durch Einpflanzung von isolierter Pubertätsdrüsensubstanz die Geschlechtsmerkmale zum Wachstum bringen. Dieser Versuch ist mir bei infantilen, kastrierten Rattenmännchen gelungen, in welche ich aus früher operierten Rattenmännchen die bei letzteren autoplastisch transplantierten, zu isolierten Pubertätsdrüsen umgewandelten, in Bezug auf die Sexuszeichen sich bereits wirksam erwiesenen Hoden überpflanzt hatte".

Ergänzt werden diese Ergebnisse noch durch die M a s k u l i e r u n g s v e r s u c h e bei jungen Weibchen, bei denen sich unter dem Einfluß von Implantaten, die schließlich nur noch L e y d i g'sche Zellen enthielten, neben anderen männlichen Merkmalen aus der Clitorisanlage ein Penis entwickelt hat.

Durchaus beweisend für die S t e i n a c h'sche Theorie sind ferner die Resultate der letzten Arbeiten von A. L i p s c h ü t z. [17]

Bei Partialkastration von Meerschweinchen zeigten die in lückenlosen Serienschnitten untersuchten Hodenreste folgendes Bild: Keine Spur von Spermatozoen, völlig degenerierte Kanälchen mit einschichtigem Epithel aus Sertoli-Zellen bestehend, bedeutende Anreicherung der Leydig-Zellen, also das Bild der Steinach'schen Pubertätsdrüse. Bei den Trägern dieser Hodenreste waren die sekundären Geschlechtsmerkmale in vollem Umfange erhalten geblieben!

Fernerhin erinnere ich an die Befunde von Sand, Lipschütz, Ottow und Wagner, die zeigten, daß auch bei Anwesenheit von Samenbildungszellen Kastrationsfolgen vorhanden sein können, wenn das Zwischengewebe unterentwickelt ist. [18, 57, 58, 59, 61]

Denkt man noch einmal zurück an die oben angegebenen Arbeiten und Befunde von Sand, [31—33] von Moore, [23] von Massaglia [21] und besonders von A. Kuntz, [11] so sind Beweise für die maßgebliche Wichtigkeit der Leydig-Zellen genug geliefert.

Die tierexperimentellen Ergebnisse (Steinach, Sand, Harms, Lipschütz) haben nun in neuerer Zeit eine bedeutende Ergänzung und Bestätigung gefunden in den Resultaten der Hodenverpflanzung beim Menschen. Als Folgen dieser Operationen wurden jetzt schon Jahre andauernde, nicht bloß psychische, sondern auch rein morphologische und funktionelle Wirkungen erzielt. Auf diese wurde in I B der Tabelle hingewiesen.

Ich möchte an dieser Stelle doch kurz auf das zwar noch geringe, aber recht beweiskräftige Material eingehen, das Kriser und Lenk (beide in Wien) gelegentlich des Urologen-Kongresses 1921 vorgetragen haben. Fälle von organischer Impotenz alternder Männer wurden so vorsichtig mit Röntgen bestrahlt, daß eben gerade Azoospermie eintrat. Nach Wochen bis Monaten hatte sich die Potenz und mit ihr die Arbeits- und Lebensfreude der Patienten wieder hergestellt. Gerade zu diesem Zeitpunkte wurden im Ejakulat, das vor der Behandlung reichliche Spermatozoen aufgewiesen hatte, bei gehäuften Untersuchungen Spermatozoen nicht mehr gefunden. Es kann bei dieser Gelegenheit daran erinnert werden, daß bei älteren Röntgenologen oft eine allmähliche Zerstörung und Aufhebung der Spermatogenese eintrat, ohne daß sich nach Jahren Kastrationsfolgen irgendwie bemerkbar machten.

Wenn man der Kontroverse über die Frage: „Ist generatives oder interstitielles Gewebe der Hormbildner?" aufmerksam gefolgt ist, so bleibt dem objektiven Betrachter folgendes Resultat. Ein Beweis dafür, daß das Zwischengewebe belanglos und nur das Samenbildungsgewebe von Belang sei, ist nicht erbracht worden, wenn anders man nicht das angebliche Fehlen von „Leydig-Zellen" bei niederen Wirbeltieren, bei den Urodelen, als einen solchen auffassen will. Aber dieser ist meines Erachtens ein wenig weit hergeholt, wie denn überhaupt bei der Beurteilung dieser Frage zu viel Wert auf Sonderfälle, insbesondere Befunde vom Sektionstisch der Pathologen gelegt worden ist und man den Massenexperimenten der Biologen, die jederzeit den Zustand der Sexuszeichen und die physiologischen Funktionen mit dem histologischen Bild der Keimdrüse vergleichen können, zu wenig Beachtung beigemessen hat.

Während der Durchsicht der Korrekturen gelangte mir eine Arbeit zur Kenntnis, deren Resultat von so großer Wichtigkeit ist, daß eingehendere Erwähnung erforderlich scheint. Die Arbeit von Aron, [62] Straßburg: "Sur le conditionnement des caractères sexuelles secondaires chez les batraciens urodèles" ist erschienen im Juliheft 1921 der "Compt. rend. de la soc. de biologie". (Paris, Masson).

Aron hat den Einfluß des inkretorischen Anteils der Hodendrüse auf die sekundären Sexuszeichen am Triton (Kammolch) studiert.

Während bisher angenommen wurde, daß bei den Urodelen Zwischenzellen überhaupt fehlen und gerade diese Tatsache von den Anhängern der Generativtheorie als feste Stütze benutzt wurde, gelang es Aron nachzuweisen, daß diese Tierklasse am Hilus des Hodens eine eigene innersekretorische Drüse besitzt, die aus großen, lipoïdhaltigen Zellen zusammengesetzt ist. Nachdem Aron dies Organ mit dem Thermokauter isoliert zerstört hatte, traten bei den Tritonen unmittelbar darauf Kastrationsfolgen auf, d. h. der Kamm atrophierte und der Sexualimpuls schwand. Bei Tieren, die solche Kastrationserscheinungen aufwiesen, war die S p e r m a t o g e n e s e   i n   ü p p i g e r   T ä t i g k e i t   e r h a l t e n   g e b l i e b e n !

Mit dem Resultat dieser Experimente fällt eigentlich die letzte Stütze für die Samenzellentheorie. Auch in der niedersten Reihe der Wirbeltiere sind die Samenzellen für Entstehung und Integrität der Sexuszeichen als völlig belanglos erwiesen.

Ferner erschien in diesen Tagen eine neue Übersicht von S a n d [63] über seine Arbeiten in den Jahren 1914/17. Die histologischen Befunde der umfangreichen Experimente über Vasoligatur und künstlichen Kryptorchismus ergeben mit Notwendigkeit den Beweis für die L e y d i g - Zellen als Hormonbildner.

In Anbetracht der Arbeit von A r o n und S a n d und der letzten Experimente von A. L i p s c h ü t z u. a. („Eunuchoïdismus in Gegenwart von Spermatogenese bei unterentwickelten Zwischenzellen“) sind Beweise für die Zwischenzellentheorie in so erdrückendem Maße geliefert, daß man heute kaum mehr von einer Kontroverse darüber sprechen kann. Ganz abgesehen aber von der so wichtigen und interessanten theoretischen Grundlage steht eines doch heute schon unumstößlich fest: Wir verdanken dem Schaffen S t e i n a c h ’s und der mit ihm parallel arbeitenden Forscher neue wertvolle biologische Grundtatsachen, die uns Praktikern unser diagnostisches und therapeutisches Arsenal wesentlich erweitern und bereichern und die ich zum Abschlusse des theoretischen Teiles folgendermaßen kurz zusammenfassen will.

1. D i e   K e i m d r ü s e   w i r k t   g e s c h l e c h t s s p e z i f i s c h.

Zu den oben genannten Arbeiten über M a s k u l i e r u n g, F e m i n i e r u n g und künstliche Z w i t t e r b i l d u n g ist unlängst ein neuer, äußerst wertvoller Beweis durch die Arbeit von K r e d i e t [9] erbracht worden. Er beschreibt eingehend das m ä n n l i c h e psycho-sexuelle Verhalten bei einer Anzahl von Ziegen und das histologische Bild der bei ihnen vorgefundenen O v a r i o t e s t e s (Ovarien mit deutlichen Einsprengungen von Hodengewebe).

2. Die Hormonbereitung in der Keimdrüse ist unabhängig von der Bildung und Abstoßung von Fortpflanzungszellen.

3. Die Keimdrüsenhormone sind von außerordentlicher Wichtigkeit für Gestaltung und Erhaltung der somatischen und psychischen Sexuszeichen.

4. Eingriffe an der Keimdrüse (Transplantation, Unterbindung, Röntgenbestrahlung) bewirken eine Steigerung, bezw. ein Neueinsetzen der Hormonproduktion.

5. Steigerung der Hormonproduktion bei Individuen mit vorzeitigem oder rechtzeitigem Teil- oder Gesamtaltern bewirkt eine Regeneration im Sinne einer Verjüngung.

Die Erörterung der theoretischen Grundlagen der Steinachschen Operationen möchte ich mit einem diese betreffenden Zitat von Bab [1] schließen: „Wir müssen vermeiden, objektiv festgestelltes Neues fortdiskutieren zu wollen. Tatsachen erweisen sich auf die Dauer ja doch stärker als Meinungen".

B
PRAKTISCHER TEIL

3. Schmidt.

I.
BESCHREIBUNG VON FÄLLEN ANDERER AUTOREN.

IM Vergleich zu der Fülle der bereits am Menschen zwecks Regeneration vorgenommenen Ligaturen ist das zur Zeit vorliegende Publikationsmaterial relativ gering. Wie ich bereits erwähnte, ist der Grund hiefür wohl darin zu suchen, daß die Chirurgen und Urologen bei dem gegenwärtigen Wirtschaftskampf kaum Zeit gehabt haben, die notwendigen umfangreichen Untersuchungen für eine objektiv gehaltene Schilderung durchzuführen.

Ein wirklich anschauliches Bild der klinischen Veränderungen nach Vasoligatur bieten die Beobachtungen Steinach's und Lichtenstern's.

Steinach schildert in seinem Werk [37] außer den Tierversuchen deren Übertragung auf den Menschen. Er beschreibt eingehend die Veränderungen, die sich an drei Senilen oder Präsenilen (Beobachtungsserie 1918—1920) zugetragen haben. In dem Prinzip der klinischen Beobachtung finden wir dort bereits im wesentlichen all die Momente angeführt, die uns in späterer Nachprüfung als Richtlinien dienten.

Trotz gleichbleibender mangelhafter Beköstigung hob sich die Stoffwechselbilanz, es traten enorme Gewichtszunahmen (12 Kilo) ein, die Falten des Gesichtes verschwanden. Die Muskelkraft, auch die des Herzens hob sich, Haare und Nägel wuchsen auffallend rasch, körperliche Altersbeschwerden besserten sich. Die vordem erloschene Sexualkraft kehrte zurück. Psychische Insuffizienzerscheinungen wurden soweit behoben, daß die Patienten wieder ihrem Beruf nachgehen konnten. Auch Erscheinungen seitens des Gefäßsystems wie Schwindelanfälle, Atemnot und arteriosklerotische Extremitätenschmerzen und solche des Zentralnervensystems wie tremor manuum wurden behoben.

In diesen drei Fällen war Suggestion deshalb völlig ausgeschlossen, weil die Patienten über die Art und mögliche Wirkung des Eingriffes, der durch eine gleichzeitige anderweitige lokale Operation verdeckt wurde, völlig im unklaren gehalten waren.

Die Wirkung dieser Fälle ist, wie mir mitgeteilt wurde, eine dauernde.

Lichtenstern (Wien) hat in Heft 42, Jahrgang 1920 der „Berliner klinischen Wochenschrift" einen Vortrag zum Abdruck gegeben, den er im September 1920 bei der Versammlung deutscher Naturforscher in Nauheim gehalten hatte. Drei mir besonders typisch erscheinende Fälle aus Lichtenstern's schönem Beobachtungsmaterial möchte ich wörtlich hier zitieren:

N. N., 71 Jahre alt.

Anamnese: Seit fünf Jahren machen sich Alterserscheinungen besonders bemerkbar. Häufige Atemnot, raschere Ermüdung beim Gehen, Stiegensteigen, intensive Arbeit nicht mehr durchführbar. In den letzten drei Jahren sehr häufige, tagelang andauernde Kopfschmerzen. Seit vier Jahren leidet der Kranke an inkompletter Harnretention, muß des öfteren am Tage den Katheter einführen und leidet an rezidivierenden Blasenkatarrhen. Der Kranke ist seit dieser Zeit in meiner Beobachtung und sein schlechtes Allgemeinbefinden, speziell seine Herzbeschwerden waren die Ursache, warum die vom Kranken als radikale Hilfe für sein Blasenleiden gewünschte Prostatektomie stets abgelehnt wurde. Seit fünf Tagen starke Schwellung des rechten Hodens. Fieber bis 40°, öfters Schüttelfröste. Allgemeinbefinden sehr schlecht. Patient leidet seit den letzten Jahren an quälenden Ekzemen, besonders am Unterbauch und den Oberschenkeln, gegen die er die verschiedensten Mittel erfolglos verwendet hatte.

Status praesens: Mittelgroßer Mann, schwach entwickelte Muskulatur, mäßiger Panniculus adiposus. Vollkommener Zahnmangel. Die Hautdecke trocken, abschilfernd, rauh, Kopfhaare spärlich, weiß, Barthaare durchwegs weiß, spärlich, geringe Behaarung an Brust und Abdomen; spärliche Behaarung der Schamgegend, die Haare durchwegs weiß. Rechter Hoden doppelt faustgroß, geschwollen, zeigt an verschiedenen Stellen Fluktuation. Herztöne dumpf, geringe Verbreiterung des linken Herzens, leichte Arhythmie, Puls 120, sehr gespannt, arhythmisch. An den Lungen Altersemphysem, diffuse Bronchitis.

Mit Rücksicht auf den schweren Allgemeinzustand wird, um den ganzen Eiterherd rasch auszuschalten, am 10. II. 1919 der vereiterte rechte Hoden in Lokalanästhesie freigelegt und da es sich zeigt, daß das Hodengewebe wie der Nebenhoden selbst von zahlreichen größeren und kleineren Abszessen durchsetzt ist, exstirpiert (Dr. L i c h t e n s t e r n). Auf der linken Seite wird das Vas deferens am Übergang aus dem Nebenhoden freigelegt, nach sorgfältiger Isolierung von begleitenden Gefäßen und Bindegewebe doppelt ligiert und unterbunden, um einerseits eine Infektion dieses Hodens für später unmöglich zu machen und um zu sehen, ob dieser Eingriff auf den Allgemeinzustand des Patienten beeinflussend sein werde.

Patient ist 24 Stunden nach dem Eingriff entfiebert. Gute Rekonvaleszenz. Patient verläßt vier Wochen nach der Operation geheilt die Anstalt. Der Kranke wurde von dem Eingriff an dem linken Hoden vollkommen im Unklaren gelassen.

Das Allgemeinbefinden des Patienten hat sich nun im Laufe der nächsten Monate in ganz auffallender Weise gebessert. Im dritten Monate nach der Operation traten öfters Erektionen auf, der Patient hatte erotische Träume und Pollutionen, die vorher jahrelang sistiert hatten. Im Laufe der nächsten Wochen erfolgte eine rasche Z u n a h m e   d e s   K ö r p e r - g e w i c h t e s, das Aussehen wurde außerordentlich gut, die H a u t d e c k e wurde s t r a f f e r, g l ä n z e n d e r, die Muskulatur kräftig, Bart- und Kopfhaare, wie die Nägel wuchsen viel rascher als vorher, die f r ü h e r q u ä l e n d e n E k z e m e   t r a t e n   n i c h t   m e h r   i n   E r s c h e i n u n g. In auffallender Weise mehrte sich die B e h a a r u n g am Stamme und an den Pubes, wo z a h l r e i c h e   n e u e   und zwar d u n k l e Haare nachweisbar waren. Der unterbundene linke Hoden von normaler Größe, prall gespannt, auf Druck nicht schmerzhaft. Der Kranke konnte längere Märsche machen, leicht, ohne Beschwerden Stiegen steigen, er leistet größere anstrengende Arbeit leicht und ohne Ermüdung. Sein Gedächtnis hat sich bedeutend gebessert, er ist viel gesammelter, exakter und präziser. Koitus kann einmal wöchentlich in normaler Weise ausgeführt werden. G e w i c h t s z u n a h m e   a c h t   M o n a t e   n a c h   d e r   O p e r a t i o n   e t w a   8   k g.

Nachuntersuchung am 13. VIII. 1920: Ausgezeichnetes Aussehen. Gute Behaarung des Kopfes und des Gesichtes. Augenbrauen dicht. Die Haut des Körpers auffallend weich, samtartig, keinerlei Zeichen eines überstandenen Ekzems nachweisbar. Emporgehobene Hautfalten ziehen sich sofort zurück, sobald die entsprechende Partie locker gelassen wird. Nägel nicht brüchig. Puls 92, von normaler Beschaffenheit. Blutdruck 170. Herzdämpfung zeigt leichte Verbreitung nach links, Aortendämpfung ebenfalls verbreitert, Herztöne rein."

N. N., 61 Jahre alt.

Anamnese: Patient klagt über leichte Harnbeschwerden seit längerer Zeit und über eine leichte Trübung des Harns, doch sind diese nicht derartig, daß sie ihn in seinem Berufe (Buchhalter) irgendwie gestört hätten.

Seine Arbeitsfähigkeit hat in den letzten Jahren außerordentlich nachgelassen. Er ermüdet sehr rasch, auch jede größere körperliche Anstrengung verursacht ihm Beschwerden. Stiegensteigen wie längeres Gehen löst sofort Herzbeschwerden und Atemnot aus. Er war früher eifriger Bergsteiger und mußte seit Jahren diesen Sport wegen seiner Herzbeschwerden aufgeben.

Status praesens: Graziler, kleiner Mann von blassem Aussehen, bietet das Bild des abgearbeiteten, erschöpften, früh gealterten, kleinen Beamten. Die Haut trocken, stellenweise abschilfernd, insbesondere an den Streckseiten der Gelenke, an den Vorderarmen und am Abdomen. Die Haut im Gesicht in zahlreiche Falten gelegt. Kopfhaar schütter, grau, Barthaare gering entwickelt, ebenso geringe Behaarung am Stamme und an den Extremitäten. Herzdämpfung normal, die Aorta etwas verbreitert, der zweite Aortenton klingend. Puls deutlich gespannt, rhythmisch. Das Arterienrohr geschlängelt. Blutdruck 160. Lungenbefund zeigt Altersemphysem wie geringe Bronchitis. Die Untersuchung des Harnapparates ergibt eine geringe Vergrößerung der Prostata, in der Blase selbst einen walnußgroßen Uratstein. Der Harn zeigt zystitische Veränderungen. Der Kranke, der anfangs zur operativen Entfernung des Steins seine Einwilligung nicht geben wollte, da seine Beschwerden nach seiner Meinung zu geringe waren, entschloß sich doch zu diesem Eingriff.

Am 23. XII. 1919 wird in Lokalanästhesie durch Sectio alta der Stein entfernt und gleichzeitig werden beide Vasa deferentia nach dem Austritt aus dem Nebenhoden ligiert und durchtrennt (Dr. Lichtenstern, Assistent Dr. Rosenauer).

Der Heilungsverlauf war ein recht langwicriger, da der Heiltrieb des Kranken ein außerordentlich geringer war. Irgendwelche Veränderungen, die als Folgezustände der Unterbindung aufgefaßt werden könnten, haben sich in den ersten Monaten nach dem Eingriff nicht gezeigt, erst 5 Monate nach der Operation trat eine auffallende Besserung im somatischen wie im psychischen Verhalten des Kranken ein. Trotz schlechter Ernährung, die viel geringer und viel weniger ausgiebig als die Spitalskost war, nahm der Kranke rasch an Gewicht zu, seine Arbeitsfähigkeit steigerte sich außerordentlich, er konnte die anstrengende Büroarbeit leicht und ohne Ermüdung ausführen, die vier Stockwerke in seine Wohnung leicht, ohne Atem- oder Herzbeschwerden zu bekommen, einige Male im Tag steigen. Das Zittern an seinen Händen, das ihm oft in seiner Schreibarbeit hinderlich war, ist vollkommen geschwunden. Im August d. J. hat er seit Jahren das erste Mal wieder eine anstrengende Bergtour (Hohe Wand, 1135 m), und zwar einen sehr steilen Weg, leicht und ohne zu ermüden zurückgelegt. Sein sexuelles Empfinden ist seit dieser Zeit außerordentlich gesteigert. Seine Libido ist sehr groß, er kann mehrmals in der Woche ohne Ermüdung den Koitus ausüben. Somatisch ist an dem Kranken vor allem die Veränderung der Hautdecke, die glatt, glänzend, gut durchfeuchtet und elastisch ge-

38

worden ist, zu beobachten, dadurch ist die Faltenbildung im Gesicht eine
viel geringere geworden. Die Behaarung am Stamme, insbesondere am
Abdomen und an den Pubes ist viel dichter geworden. Blutdruck 145.
Puls 78, rhythmisch. Rasches Wachsen der Kopf- und Barthaare, rasches
Wachstum der Nägel."

N. N., 58 Jahre alt.

Anamnese : Patient leidet seit einem Jahre an Blasenkatarrh, mußte
des öfteren urinieren, hat zeitweise Schmerzen nach der Harnentleerung.
Seit einigen Jahren ist seine Arbeitsfähigkeit stark gesunken, er kann seinem
Beruf als Reisender nicht mehr nachgehen, jede größere körperliche Anstrengung, wie Stiegensteigen, längeres Gehen, ermüden ihn außerordentlich und machen ihm starke Herzbeschwerden. Öfters traten in den letzten
Jahren Anfälle von Herzschwäche auf, die der behandelnde Kassenarzt
als stenokardische Anfälle bezeichnet hatte.

Status praesens : Mittelgroßer, sehr magerer Patient, der das Aussehen
eines hohen Sechzigers hat. Die Haut außerordentlich trocken, im Gesicht
in zahlreiche Falten gelegt, so daß die Gesichtshaut wie zerknittert aus-
schaut. Die Haut an den Extremitäten und am Abdomen in Falten gelegt,
abschilfernd, ohne Elastizität. Kopfhaare spärlich, grau, ebenso der Bart.
Geringe Behaarung am Stamm und an den Extremitäten. Beginn des Arcus
senilis an beiden Korneae. Vollkommener Zahnmangel. Pupillen beiderseits
gleich, prompt reagierend. Der Thorax normal konfiguriert, das Manubrium
sterni länger als normal. Deutliche Herzpulsation im linken manubriוko-
stalen Winkel sichtbar. Der Lungenbefund gibt überall abnorm lauten und
tiefen Schall, verminderte respiratorische Verschieblichkeit auf beiden
Seiten, zahlreiche Rasselgeräusche. Röntgenologisch : Trübung beider
Spitzen, Hilusdrüsen stark vergrößert. Mäßige Hypertrophie des linken
Ventrikels (röntgenologisch nachgewiesen). Unreiner erster Ton an der
Spitze. Töne an der Basis sehr leise. Starke Schlängelung der Art. temporalis,
brachialis und radialis. Am Abdomen kein abnormer Befund. Reflexe normal.
Blutdruck 160/80.

Prostata mäßig hypertrophiert. Inkomplette Harnretention von 100 g.
Harn diffus, leicht getrübt. Nierenfunktion intakt. Regelmäßiger Kathederis-
mus und Blasenspülung. Nach kurzer Zeit sind die Blasenbeschwerden
bedeutend gebessert. Patient wird einmal im Tage katheterisiert und
ausgespült.

Das schlechte Allgemeinbefinden dieses Mannes, der das typische Bild
des Senium praecox mit allen seinen Folgen in klassischer Weise darstellt,
war die Ursache, bei diesem Falle einen Versuch durch Unterbindung
beider Samenstränge auszuführen.

Am 5. XII. 1919 wurden beide Vasa deferentia in Lokalanästhesie unterbunden (Dr. L i c h t e n s t e r n).

Das Befinden des Kranken änderte sich trotz bester Pflege im Spital nicht wesentlich, und da eine weitere lokale Behandlung nicht mehr notwendig war, wurde er nach 6 Wochen in häusliche Pflege und in Behandlung seines Kassenarztes übergeben. Die öftere Revision ergab, daß seine Herzbeschwerden im Vordergrund des ganzen Krankheitsbildes waren, daß sein Zustand ein recht schlechter wurde. Am besten illustriert diesen Fall der Bericht des ihn behandelnden Kassenarztes vom 12. IX. 1920: „Herr Bl. stand seit etwa $1^1/_2$ Jahren bei mir mit arterio-sklerotischen und Prostatabeschwerden in Behandlung, wurde wegen des Blasenkatarrhs an das Gremialkrankenhaus gewiesen, von wo er nach einigen Wochen gebessert (in betreff des Blasenkatarrhs) wieder in häusliche Behandlung kam. Von da ab traten gehäufte schwerste stenokardische Anfälle auf, daß Patient nur mit reichlich Koffein-, Kampfer- und Morphiuminjektionen am Leben erhalten werden konnte. Die stenokardischen Beschwerden (Atemnot, Zyanose, Kardialschmerzen, Pulsbeschleunigung, harter Puls, Stauungsbronchitis, Oedeme der Beine) bestanden wochenlang konstant, bis sich der Zustand plötzlich zu bessern begann und die anfangs selteneren und leichteren Anfälle vollkommen sistierten und Patient, der wochenlang kaum aus dem Bette steigen konnte, auszugehen verlangte und nach einigen gelungenen Spaziergängen sogar auf die Reise gehen wollte. Da der objektive Befund sich wesentlich gebessert hatte, erlaubte ich ihm, in Begleitung seiner Frau den Versuch mit der Reise zu wagen. Nach einiger Zeit fühlte er sich so wohl, daß er seine Gattin als überflüssig nach Hause sandte, und seitdem reist er bei vollkommenem Wohlbefinden und mit sehr gutem geschäftlichem Erfolge weiter. Ich muß bemerken, daß der Patient von mir während der schweren Anfallszeit aufgegeben wurde und ich die Gattin auf den sicheren tödlichen Ausgang vorbereitete. Um so mehr war ich überrascht, als sich der Zustand, der sich anfangs auf die übliche Medikation hin (Diuretin, Jod, Digitalis) absolut nicht besserte, später bei Aussetzen aller Medikamente sich so auffallend rasch besserte, daß ich der Gattin gegenüber äußerte, der Fall sei mir unverständlich, bis mir vor wenigen Tagen die Mitteilung des Zwecks der im Krankenhause vorgenommenen Operation gemacht wurde.“

Es ist nach diesem Bericht wohl zweifellos, daß in diesem Falle die aufgetretene auffallende Besserung auf die seinerzeit ausgeführte Operation zu beziehen ist.

Beispiele aus den neuesten Publikationen von C h e t w o o d, K l i k a, S a n d (siehe Seite 20 und 90) konnte ich leider in der Korrektur dieser Arbeit nicht mehr unterbringen.

II.

EIGENES BEOBACHTUNGSMATERIAL.

a) Vorbemerkungen.

SEIT Oktober 1920 habe ich an 30 Patienten die Vasoligatur (ohne Kombination mit anderen Operationen) zu Restitutionszwecken vorgenommen u. zw. 20 mal einseitig und 10 mal beiderseitig (8 mal einzeitig und 2 mal zweizeitig). Die Altersgrenzen waren 24—71 Jahre. Die Indikation zum Eingriff war in 19 Fällen ein vorzeitiges oder rechtzeitiges Teil- oder Gesamtaltern mit progressiver Arbeitsunfähigkeit, in 5 Fällen somatische Impotenz, in 3 Fällen universelle Neurasthenie, in 1 Fall dystrophia adiposo genitalis, in 1 Fall Geisteskrankheit und in 1 Fall durch Krebs bedingte Kachexie.

Fälle, die bezüglich der Diagnose oder Indikation Unklarheiten boten, wurden dem Neurologen, Psychiater, Internen oder Urologen vorgeführt. Die Indikation zum Eingriff wurde in den meisten Fällen erst dann gestellt, wenn andere therapeutische Versuche zur Beseitigung des Grundleidens versagt hatten.

Das Patientenmaterial stammt zum Teil aus der privaten und poliklinischen Klientel, zum anderen Teil verdanke ich die Überweisung einer Anzahl von Fällen anderen Kollegen.

Zur Technik der Ausführung sei Folgendes bemerkt: Eine von mir angegebene (von der Firma G. Albrecht, Berlin N. 58, Gleimstraße 45) hergestellte Klemme, Funikulifixator, hat sich als brauchbar herausgestellt. Die Abtrennung des mit Schielhäkchen fixierten Vas vom adhärenten Gewebe nehme ich stumpf (Mulläppchen) vor und opfere, falls scharfe Durchtrennung doch erforderlich sein sollte, lieber einen Teil der Wand des Vas, um nicht etwa die zarten Gefäße oder Nervenstränge im umkleidenden Gewebe zu verletzen. Ferner scheint mir doppelte Ligatur (mit je einem dickeren und dünneren Faden) unerläßlich. Um dem Hoden einen besseren Halt zu gewähren, empfiehlt es sich, den distalen Stumpf des Vas möglichst in den oberen Winkel der Schnittöffnung in die Tunica vaginalis propria einzunähen.

Die Frage nach dem Ort der Unterbindung möchte ich folgendermaßen beantworten. Die Unterbindung zwischen Hoden und Nebenhoden ist deshalb ungünstig, weil sie für längere Zeit die Luxation des Hodens erforderlich macht. Zudem aber dürfte die durch Unterbindung an dieser Stelle entstehende jähe Stauung und vielleicht auftretende Blutdruckänderung in manchen Fällen nicht unbedenklich sein. Die Unterbindung nahe am Leistenring halte ich aus dem Grunde nicht für zweckmäßig, weil bei Senilen mit nur noch schwacher Spermaströmung der zu erzielende Rückstoß auf das Gewebe des Hodens ein zu geringer sein würde und bei Juvenilen die Gefahr einer Spermatocele des Vas naheliegt. Demzufolge ist die Unterbindung nahe dem Austritt an der Epididymis am meisten zu empfehlen.

Bei der gebotenen Skepsis gegenüber jedem neuen Verfahren habe ich mich bemüht, die klinischen Wirkungen des Eingriffes durch eine Anzahl möglichst objektiver Untersuchungen darzutun.

Zur Durchführung dieser Beobachtungsweise hat sich im Laufe der Zeit folgende Tabelle als brauchbar herausgestellt, die in ihrer ganzen Ausdehnung etwa vom Fall 6 an in Anwendung kam.

Photographie (Gesichtsnahaufnahme und Brustbild).
Wärmegrad und Färbung der Extremitäten und Ohren.
Körpergewicht.
Dynamometrie.
Blutdruck und Pulsfrequenz.
Urin: Alb. Sacch. (Tritt Sacch. p. op. auf?)
Organe (Prostata!).
Nerven.
Sehkraft.
Blutkörperchenzählung.
W. R.
Gonorrhoe? Wann? Komplikation?
Sexuelle Potenz?

Bei Revisionen kommen dazu noch die Angaben über subjektives Befinden, also geistige Spannkraft, Initiative, Gedächtnis, über etwaige Steigerung körperlicher und geistiger Arbeitskraft, über Veränderung vorher bestandener (arteriosklerotischer, klimakterischer) Schmerzen und Beschwerden.

Infolge der so leicht verständlichen Zurückhaltung auch der Fachblätter gegenüber den gemeldeten Erfolgen hat sich für meine klinische Bearbeitung eine vollständige Umlagerung von subjektiver auf rein objektive Wertung ergeben. Während man sich bei Beurteilung der Wirkungsweise vieler Heilmittel mit der Angabe des Patienten: „Es geht mir gut“ zufriedenstellen kann, habe ich bei Beurteilung der Steinach-Operationswirkung nur die Fälle als gelungen bezeichnet, bei denen sichtbare oder meßbare Veränderungen eingetreten sind. Dennoch kann ich nicht umhin, in der Folge auch subjektive Daten zu bringen, zumal eine Anzahl von Patienten außerhalb von Berlin wohnt und eine Revision nicht oder nur selten erfolgen konnte. Die subjektiven Angaben sind ferner dann von größter Wichtigkeit, wenn sie von solchen Patienten angegeben wurden, denen der Name Steinach unbekannt war, und die deshalb über Art und Wirkung des Eingriffes nur obenhin orientiert worden waren.

b) Klinische Daten.

Fall 1.

D., 51 Jahre alt (Fabrikbesitzer).

Patient klagt über zunehmende Mattigkeit, Rückenschmerzen, schnell eintretende körperliche und geistige Erschöpftheit; der Nachtschlaf ist schlecht, Patient schläft nachmittags auf dem Bürosessel ein. Gedächtnisschwund ist so bedrohlich, daß er befürchtet, seine Position aufgeben zu müssen. Seit einem halben Jahr häufig Urindrang, auch nachts. Gemütszustand sehr herabgesetzt.

Befund. Frühzeitig gealterter Mann in recht gutem Ernährungszustand. Gewicht 73·5 kg. W. R. negativ. Organe o. B. Prostata etwas vergrößert. Kein Residualharn. Urin o. B.

Diagnose. Arteriosclerosis incipiens. Senium praecox. Climacterium virile.

26. 10. 20. Vasoligatur rechts.

4. 11. 20. Nähte entfernt.

23. 11. 20. (K o n s u l t.) „Kreuzschmerzen und Urindrang fehlen. Ich fühle mich geistig so klar, wie seit Jahren nicht mehr. Ich brauche keinen Mittagschlaf. Ich wache früh um fünf gekräftigt auf. Änderungen in meinem Geschlechtsempfinden bemerke ich nicht, lege darauf auch keinen Wert. Glücklich aber bin ich, durch die neu gewonnene geistige Regsamkeit."

28. 12. 20. (B r i e f b e r i c h t.) „Kopfschmerzen und Schwächeanfälle sind fast ganz geschwunden. Lebens- und Arbeitsfreudigkeit haben sich wieder eingestellt und auch bei den Prostata-Beschwerden kann ich eine wesentliche Besserung feststellen. Eine Änderung des Geschlechtstriebes hat sich bisher nicht eingestellt. In den letzten Tagen spüre ich eine weitere merkliche Besserung meines Allgemeinbefindens und ich wünsche mir bis zu meinem Lebensende kein besseres Befinden."

5. 1. 21. (K o n s u l t.) Sämtliche Beschwerden behoben. Wohlbefinden anhaltend. Gewicht 75 kg ($1\frac{1}{2}$ kg Zunahme). Angeblich Besserung der Sehkraft. Patient sieht blühend aus.

18. 4. 21. Patient sieht überraschend straff und jugendlich aus, ist völlig beschwerdefrei. Er ist so lebensfroh und rüstig geworden, daß er neue Geschäftsunternehmen betreibt. Gewichtszunahme seit Januar 4 kg (im ganzen also $5\frac{1}{2}$ kg). Blutdruck unverändert.

4. 5. 21. (B r i e f l i c h e r E i g e n b e r i c h t.) „Zirka sechs Monate nach der Operation kann ich zu meiner Freude weitere wesentliche Besserungen meines Allgemeinzustandes berichten. Fast sämtliche Schmerzen und Beschwerden, welche mich früher plagten, sind durch den operativen Eingriff gewichen. Die früher unerträglichen Kreuz- und Rückenschmerzen, Muskelzuckungen, Stechen in Leistengegend und Hoden, Atemnot beim Steigen, Ameisenlaufen an verschiedenen Stellen des Körpers sind verschwunden. Gedächtnisschwäche, Kopfkongestionen und Schwindelanfälle sowie seelische und geistige Herabstimmungen haben sich bisher nicht wieder eingestellt. Mattigkeit tritt nur in seltenen Fällen auf. In den letzten drei Monaten habe ich

44

zirka 10 Pfund an Körpergewicht zugenommen. Schlaf ist außerordentlich gut, morgens keine sogenannten zerschlagenen Glieder, sondern ich sehe gestärkt und froh dem neuen Tag entgegen. Arbeitsunlust hat sich in Arbeitsfreudigkeit verwandelt. Die bisher nicht konstatierbare Zunahme der Geschlechtstätigkeit hat sich seit acht Tagen in außerordentlicher Stärke bemerkbar gemacht und zwar in einem Maße, wie ich es seit 10—15 Jahren nicht mehr kenne. Ohne jede Erschöpfung ist mir täglich bei vorzüglicher Erektion die Ausführung des Aktes möglich.

Ich möchte hiermit ausdrücklich bemerken, daß ich meine Krankheitsberichte stets in zurückhaltender Form gegeben habe und gebe, insonderheit mich der Arzt um möglichst kritische und objektive Beurteilungen ersucht hat. Die jahrelangen ärztlichen Behandlungen mannigfacher Natur, denen ich mich ohne Erfolg unterzogen, hatten mich hoffnungslos gemacht. So habe ich mir auch von dem operativen Eingriff keinen großen Erfolg versprochen, doch muß ich zu meiner Freude zugeben, daß dieser Eingriff meine kühnsten Hoffnungen in den Schatten gestellt hat."

6. 6. 21. (K o n s u l t.) „Allgemeinbefinden dauernd gut. Die Leute halten mich für Anfang der 40 er Jahre. Die damals sehr erhöhte Libido und Potenz hat in dieser Intensität über eine Woche angehalten und ist dann auf die Norm etwa der 30 er Jahre (etwa drei Coitus pro Woche) zurückgegangen."

Trotz der Hitze, unter der er früher sehr zu leiden hatte, ist Patient äußerst leistungsfähig.

5. 7. 21. (B r i e f b e r i c h t.) „Ich kann Ihnen nur mit ganz kurzen Worten mitteilen, daß mein Zustand glänzend ist; alle meine früheren Berichte halte ich aufrecht; sie müßten aber meinem heutigen Zustande nach noch viel günstiger lauten. . . . wir sind jetzt hier beim Rapsdrusch, da gibt es viel zu tun — usw."

9. 9. 21. (K o n s u l t.) Gewicht 79 kg (k o n s t a n t). Patient gibt an: „Es geht mir glänzend, ich denke nicht mehr an Krankheit, ich weiß nicht mehr, daß ich Organe habe. Nie mehr habe ich Kopf- oder Herzschmerzen gehabt. Mein Geist ist klar. Ich kann wieder logisch denken und disponieren, kann nicht nur schwere körperliche Arbeit leisten (Landwirtschaft), sondern vor allem auch wieder im Geschäftsleben wirken und verdienen. Mein Kopfhaar wächst bedeutend stärker, dichter und ebenso wie der Bart schneller. Die Veränderung meines Augenlichtes zeigt sich darin, daß mir alle Dinge klarer erscheinen. Ich habe starken Drang zum Sexualverkehr und führe den Coitus dreimal pro Woche aus, ohne unter den früheren lästigen Schmerzen während des Aktes und nachher zu leiden."

19. 12. 21. (Briefbericht.) „Ich kann Ihnen die erfreuliche Nachricht geben, daß mein Gesundheitszustand nach wie vor gut ist. An Gewicht habe ich weiter zugenommen."

4. 4. 22. (Konsult.) Patient gibt an, daß er eine schwere, fast den ganzen Monat März andauernde grippeartige Erkrankung durchgemacht hat. Das Befinden ist jetzt seit einigen Tagen wieder fast auf alter Höhe, und war bis Anfang März durchaus zufriedenstellend. Er gibt mir an, daß seine geistige Leistungsfähigkeit ihm viel Glück bereitet. Die Potenz ist dauernd, auch während der Erkrankung auf voller Höhe gewesen. Das Sehvermögen ist gegen früher gesteigert, er braucht nie mehr beim Lesen eine Brille. Haare und Nägel wachsen wesentlich schneller als früher. Der objektive Befund ist bemerkenswert. Patient steht zwar im 53. Lebensjahre, gleicht aber einem gut erhaltenen Mann von etwa 40 Jahren. Das Haar ist dicht und tief braun. Die Augen glänzen. Die Wangen sind rosig und gespannt; die gesamte Körperhaut ist fest und gut durchfeuchtet. Trotz der überstandenen wochenlangen fieberhaften Erkrankung mit äußerst unzureichender Nahrungsaufnahme ist kein Absinken der Gewicht- und Dynamometerkurve eingetreten.

Fall 2.

F., 53 Jahre alt (Rentner).

12. 11. 20. Vasoligatur wegen absoluter Impotenz und Depression.

13. 12. 20. Psychisches und somatisches Wohlbefinden. Potentia coeundi entschieden gebessert.

46

Patient ist in Rußland. Berichte von ihm sind nicht mehr eingetroffen.

Fall 3.

S., 62 Jahre alt (Gastwirt).

Seit Jahren zunehmende Abnutzungserscheinungen: Müdigkeit, Denkträgheit, Unfähigkeit den Geschäftsbetrieb zu leiten, fühlt sich sehr unglücklich. Die Potenz ist erloschen. Er steht seit längerer Zeit wegen mäßiger Prostatahypertrophie und Cystitis in Behandlung.

Befund: Alter müder Mann mit starkem Fettpolster. Gewicht 74 kg. Organe ohne wesentliche Veränderungen. R. R. (Riva Rocci) 185, W. R. negativ. Prostata hart, nicht wesentlich vergrößert.

Urin trübe, stinkt. Alb. negativ, Sacch. negativ, Leukocyten positiv, Blasenepithelien positiv, vereinzelte Nierenbeckenepithelien positiv.

Diagnose: Arteriosclerosis gravis. Mäßige Prostatahypertrophie. Cystitis chronica. V ö l l i g e A r b e i t s u n f ä h i g k e i t.

30. 11. 20. Vasoligatur (auf Wunsch des Patienten).
Linkes Vas sicher unterbunden; rechterseits wegen außerordentlich reichlichen Fettes und sehr verletzlicher ektatischer Venen Schwierigkeiten.

20. 1. 21. Gewicht 78·5 kg. R. R. 165. Der Befund der Cystitis schwankt je nach eingehaltener Diät. — Einmal pro Woche Coitus. „Der Penis ist röter geworden." — Der Patient zeigt eine Veränderung seines Aussehens und Wesens, die man als „Verjüngung" bezeichnen muß. Der verbrauchte müde Mann arbeitet bis in die Nacht in seinem anstrengenden Beruf (Ökonom). Sein psychisches Wohlbefinden und seine Spannkraft ist anhaltend.

19. 2. 21. Das früher bestandene Schwindelgefühl und Herzklopfen tritt nicht mehr, auch nicht nach exzessivem Alkoholgenuß, auf. (Er befindet sich in wirtschaftlichen Schwierigkeiten, will eine neue Gastwirtschaft pachten; bei abendlichen Verhandlungen trinkt er flaschenweise Kognak!) Das vordem kurze, borstige, schneeweiße Haar ist weicher geworden und ist untermischt mit neu nachwachsendem dunklen Haar. Der Kopf macht jetzt melierten Eindruck.

26. 3. 21. Gewicht unverändert. R. R. 175.

25. 4. 21. Exitus an Apoplexie im Auguste Victoria Krankenhaus. Sektionsbefund (Professor Dr. Hart) „Hämorrhagia cerebri dextri. Arteriosclerosis universalis gravis. Endocarditis verrucosa valvulae aortae. Tracheobronchitis purulenta. Tuberculosis obsoleta apicis pulmon. sin. Cholelithiasis. Nephrocirrhosis gravis. Adenomata glandulae prostatae. Cicatrix e vasectomia sinistra. Rechter Hoden (nicht unterbunden): Erhaltene Spermatogenese. Leichte Altersverdickung der Wand der Samenkanälchen. Zwischengewebe locker. Zwischenzellen in normaler Menge vorhanden, großenteils lipochromes Pigment führend. Linker Hoden (unterbunden): Spermatogenese erhalten, vielleicht etwas geringer als rechts. Wand der Kanälchen verdickt. Eine auffällige Vermehrung der Zwischenzellen gegen rechts nicht vorhanden.“

Der histologische Befund am ligierten Hoden steht in Übereinstimmung mit den Darlegungen Kyrle's und Steinach's über die Regeneration des generativen Gewebes nach Ligatur. Es handelt sich mithin wohl nicht um „Erhaltenbleiben der Spermatogenese“, sondern um ihre fünf Monate p. op. erfolgte völlige Restitution. Ferner geht aus dem Sektionsbefund hervor, daß die Ligatur am rechten Hoden, die mir schon während der Operation äußerst fraglich erschien, nicht geglückt ist. Umso bemerkenswerter ist es, daß nur einseitige Ligatur die beobachteten **außerordentlich eindrucksvollen Wirkungen** hervorbringen konnte.

Fall 4.

E., 31 Jahre alt.

Impotentia somatica mit ganz seltenen Erektionen und äußerst protrahierter Ejakulation. — Genaue Diagnose konnte von keinem der behandelnden Neurologen, Psychiater und Sexuologen gestellt werden. Es handelt sich um kongenitale Anaphrodisie infolge Hypaesthesie bis Anaesthesie der glans penis (Fehlen sensibler Endapparate? Mangel an Reizleitungsbahnen?).

13. 12. 20. Vasoligatur rechts.
Der Fall blieb bis Anfang April 21 völlig stationär.

12. 4. 21. Häufigere Erektionen, raschere Ejakulation. Allgemeinbefinden sehr gut.

24. 5. 21. Gewicht 75 kg gegen 70 kg am 22. 2. 21 trotz unveränderter Lebensweise und Ernährung. Fühlt sich wohl und leistungsfähig. Der sehr skeptische Patient gibt an: „Wohltätige Wirkung der Operation ist sicher vorhanden, denn die Erektionen sind prompt, häufig und das Glied größer als früher." Patient ist seit einigen Wochen verheiratet und glücklich, seine Potenz beweisen zu können.

20. 6. 21. Uxor gravida!

Fall 5.

B., 47 Jahre alt (Maurerpolier vom Lande).
Patient klagt über Mattigkeit und Unvermögen, irgendwelche körperliche Arbeit zu tun. Er schläft am Vormittag auf dem Stuhle ein, das Gedächtnis schwindet rapide. Innerhalb der letzten 2 Jahre trotz der besseren Ernährung Gewichtsabnahme um 25 kg. Sexualtätigkeit herabgemindert, etwa einmal pro Monat lustloser Akt. Patient ist nicht mehr in der Lage, seinen Lebensunterhalt zu verdienen.

Befund: Abgemagerter, gealterter Mann mit müdem Gesichtsausdruck, Haare an den Schläfen ergraut. Backenknochen hervorragend. Hände und Ohren cyanotisch und kühl. Gewicht 65 kg. R. R. 135. Urin o. B. (ohne Besonderheiten). Organe und Nerven o. B. W. R. negativ. Gonorrhoe nicht durchgemacht.

Diagnose: Senium praecox. Beginnende Arteriosklerose.

7. 2. 21. Vasoligatur rechts.

17. 2. 21. Nähte entfernt. Gewicht 66·5 kg. Hände und Ohren röter und wärmer.

27. 2. 21. Gewicht 68·5 kg. (Zunahme 3·5 kg.) R. R. 118.

10. 3. 21. Gewicht 71 kg. R. R. 121.

„Ich kann heute die Ziegeln am gegenüberliegenden Dache zählen, das ich vor ʼfünf Wochen nur als verschwommene Masse sah. Ich fühle mich so wohl wie früher. Mein Geist ist klar. Die Mattigkeit ist verschwunden. Ich kann arbeiten wie früher. Nach einem halben Jahr ohne geschlechtlichen Verkehr habe ich nun so starken Reiz, daß ich fast täglich mit großem Lustgefühl den Verkehr ausübe."

4. 4. 21. (B r i e f b e r i c h t.) „Es ist mir leider nicht möglich, diese Woche nach Berlin zu kommen. Ich bin beim Landbestellen. Ich fühle mich gesund und kräftig, Appetit gut, ebenso Schlaf, kann wieder arbeiten wie früher. Bin Ihnen sehr dankbar, daß Sie wieder einen Menschen aus mir gemacht haben."

15. 4. 21. (K o n s u l t.) Gewicht 73 kg. (8 kg Z u n a h m e.) Patient hat auffallend frischen Blick, seine Gesichtshaut ist rosig und zeigt einen neuen Turgor. Er sieht für einen 47 jährigen Mann überraschend jung aus. Er arbeitet täglich von morgens 4 bis nachmittags 6 Uhr an der Feldbestellung; trotz der Anstrengungen häufig Bedürfnis nach Ausführung des Coitus.

8. 5. 21. (Z u s a m m e n f a s s e n d e r S c h r i f t b e r i c h t.) „Seit 1919 Gewichtsabnahme. Unser Arzt (Dr. K r a u s e-Groß-Schönebeck) stellte Arterienverkalkung fest. Ich wurde nun von Tag zu Tag schlechter und wußte nicht, ob ich tot oder lebend bin, ich war immer müde und konnte doch nicht schlafen; ich trocknete beinahe zusammen. Jeder, der mich sah, sagte: Du siehst ja aus wie ein 80 jähriger Mann, Du wirst es nicht mehr lange machen. In meinen Anzug konnte ich mich schon zweimal einwickeln. Nun ging ich nach Berlin ... Am 7. Februar wurde ich von Ihnen behandelt und habe nach kurzer Zeit meine Arbeit wieder aufgenommen. Ich sehe jetzt wieder jung und frisch aus trotz meiner schweren Arbeit und fülle meinen Anzug auch wieder ganz aus. Ich habe einen gesunden Schlaf und wieder Geschlechtsverkehr wie früher."

50

7. 6. 21. (B r i e f b e r i c h t.) „Gewicht 73 kg, geistige und
körperliche Arbeitsfähigkeit gut. Geschlechtsverkehr dreimal pro
Woche. Bin jetzt wieder in meinem Beruf, habe mich hier als
Bauunternehmer etabliert."

7. 7. 21. (B r i e f b e r i c h t.) Zustand unverändert gut.

11. 7. 21. Zwei Patienten aus dem Heimatdorf von B. erscheinen in der Sprechstunde und geben unabhängig von
einander an, daß B. in seinem Aussehen und in seiner Tätigkeit
gegen früher nicht wiederzuerkennen sei.

26. 10. 21. (K o n s u l t.) Gewicht 76 kg! (Z u n a h m e i m
g a n z e n 12 kg.) Der Patient sieht blühend und straff aus. Er
hat auffallend frische Augen. Die Gesichtshaut ist rosig. Das
Haar ist dunkelbraun und reichlich nachgewachsen. Der 47 jährige
Patient sieht aus wie ein Mann von Anfang der dreißiger Jahre.
Der im Januar noch völlig invalide Mann hat in seinem im Früh-
sommer gegründeten Unternehmen großen Zulauf. Er arbeitet
mit solcher Intensität und Freude, wie kaum je in früheren Jahren.

15. 1. 22. (K o n s u l t.) Zustand unverändert gut.

Fall 6.

J., 54 Jahre alt (Packer [Geschäftsdiener]).

1887 Lues, mit Schmierkur behandelt. Später ohne Erscheinungen.
1916 schwere Polyarthritis rheumatica mit Endocarditis (Patient
sollte damals invalidisiert werden, hat aber auf eigenen Wunsch
weiter gearbeitet). In der Folge stets Atemnot, die Füße sind
nie angeschwollen. Er hat von 1914—1916 etwa 20 kg abgenommen. 1916 wieder Zunahme. Seit einem Jahre ist das Gewicht
auf 70 kg konstant geblieben. Er hat sich im August 1920 wegen
Lufthunger und stechender Schmerzen zwischen den Schulter-
blättern in Behandlung begeben. Es wurde Arteriosklerose, ferner
Aorteninsuffizienz und Mitralinsuffizienz (?) als Folge der überstandenen Endocarditis und eine Lues der Aorta bei stark po-
sitiver W. R. festgestellt und nach anfänglicher Joddarreichung eine
vorsichtige, kombinierte antiluetische Behandlung vorgenommen.

15. 4. 21. Hat sich nach der Kur wohlgefühlt. Seit Anfang April häufig, auch nachts, Anfälle von Atemnot und stechenden, nach den Schultern ausstrahlenden Schmerzen mit einer Dauer von 5—20 Minuten. Patient, der sich in schwerster wirtschaftlicher Notlage befindet, kann nicht mehr arbeiten, er hat dauernd Kreuzschmerzen, schläft häufig am Tage ein und ist des nachts völlig schlaflos. Das Gedächtnis ist sehr schwach. Die Sexualtätigkeit ist seit über einem Jahre eingestellt.

Befund: Abgemagerter, hinfälliger Mann mit müdem, depressivem Gesichtsausdruck, Haare rötlich-weiß, schütter. Gewicht 72·5 kg. R. R. 150. Dynamometer 60. Urin o. B. Herz: Hypertrophie und Dilatation beider Ventrikel. Röntgennahskizze: Querdurchmesser 19, Schrägdurchmesser 21. Arcus aortae verbreitert. Pulsus celer et altus, deutlich auskultierbar. Augen: arcus senilis corneae beiderseits. Sehprobe: Patient liest ohne Glas auf 3·50 m Entfernung 7 mm große Buchstaben. Erythrocyten 5,508.000. W. R. +. Gonorrhoe nicht durchgemacht.

Diagnose: Aorteninsuffizienz. Aortitis luetica. Arteriosclerosis. Cachexia universalis (praesenilis).

Der Patient ist völlig arbeitsunfähig; er machte einen so schlechten Allgemeineindruck, daß die antiluetische Behandlung zunächst in den Hintergrund treten muß. Jod war im Intervall ohne Erfolg gegeben worden. Nach manchem Zaudern wurde hier eine Vasoligatur vorgenommen. Ich stützte mich auf den von Lichtenstern bei schwerer Stenokardie beschriebenen Erfolg. („Berliner Klin. Wochenschr." 1920, Nr. 42, S. 993.)

26. 4. 21. Vasoligatur rechts in Lokalanaesthesie.

6. 5. 21. Nähte entfernt. Gewicht 73·5 kg. (Zunahme 1 kg.) R. R. 143. Patient fühlt sich matt, hat einen (leichten) Anfall gehabt.

13. 5. 21. Kein Anfall. Fühlt sich besser „als wenn das Blut stärker im Umlauf ist".

20. 5. 11. Gewicht 74 kg. R. R. 145. Dynamometer 60. Am 17· 2. 21. ein schwerer Anfall, sonst Allgemeinbefinden besser. Appetit gesteigert.

2. 6. 21. R. R. 140. Gewicht und Dynamometer unverändert.
Spontane Angabe: „Mein Augenlicht ist klarer". Objektiv: Er
liest ohne Glas auf 3·50 m Entfernung jetzt 5 mm große Buchstaben. Seit einigen Tagen sind Erektionen aufgetreten, wie seit
Jahren nicht mehr. Appetit und kurzer Tagschlaf — Patient hat
die Arbeit wieder aufgenommen und tut jetzt nachts Wächter-
dienst (!) — ausreichend und gut. „Ich fühle mich wohl. Jeder
Mensch sagt: Du siehst ja blühend aus!" Die Anfälle treten
gehäuft auf, werden aber durch Einatmen von Amylnitrit
schnell coupiert.

5. 6. 21. Mehrmals Pollutionen! Patient hat einen neuen Turgor
und sieht verändert aus! Erythrocyten: 5,304.000.

16. 6. 21. Gewicht 75·5 kg. (Zunahme 3 kg.) R. R. 155.
Dynamometer 73 (gegen 60). Spontane Angabe: „Mein Augenlicht
ist wieder klarer, ich kann ohne Brille jetzt leicht größere Druck-
schrift lesen". Objektiv: Er liest jetzt ohne Glas auf 5 m Entfernung 5 mm große Buchstaben. „Wenn nur die Anfälle nicht
wären — sonst fühle ich mich gesund und kräftig wie nie zuvor".

23. 6. 21. (B r i e f b e r i c h t.) „Teile Ihnen mit großer Freude
mit, daß meine Anfälle seit dem 19. 6. aufgehört haben".

28. 6. 21. (K o n s u l t.) Gewicht 76 kg. Vom 19. bis 25. völlig
ohne Anfall. Patient sieht so verändert aus, daß Kontrollphotographie anzufertigen lohnend erscheint. Diese zeigt im Vergleich
zu der am Operationstage aufgenommenen Photographie deutlich
die Besserung des Fettpolsters und des Turgor.

26. 7. 21. (K o n s u l t.) Gewicht 77 kg. (Zunahme 4·5 kg.)
R. R. 138 (gegen 150). Es ist auffallend, daß das vordem
schüttere und dünne Haar jetzt dicht und dunkler n a c h g e -
w a c h s e n ist. Verstärkung der Libido anhaltend. Patient hat
im ganzen 5 mal Pollutionen gehabt. Von Ausführung des Coitus
war ihm von mir abgeraten worden. Die stenokardischen Anfälle treten fast allnächtlich während des Dienstes auf, lassen
sich aber viel schneller coupieren. Das Allgemeinbefinden ist
dadurch nicht mehr wesentlich beeinträchtigt. Das Aussehen und
die Bewegungen des Patienten haben sich in einer Weise verändert,
die man am bildhaftesten mit „Verjüngung" bezeichnen möchte.

(Zusammenfassender Schriftbericht): „Vor der Operation fühlte ich mich sehr matt und träge, hatte Kreuz- und Rückenschmerzen, litt an Gedächtnisschwäche, alle Arbeit war mir zuwider, schwitzte bei der geringsten Arbeit sehr, auch das Lesen der Zeitung war mir zuviel usw. . . . . Die Operation fand am 6. 4. 21 (ohne Narkose, fast schmerzlos) statt. Ich wog damals 71·5 kg, habe bis heute über 5 kg zugenommen (ohne besser zu essen), habe von abends $7^1/_2$ bis früh $5^1/_2$ Nachtdienst und kaum 5 Stunden Ruhe. Meine Bekannten halten mich auf der Straße an: (Wie siehst Du wohl aus, Du bist doch nicht mehr krank). Ich fühle mich jetzt so wohl, wie seit langer Zeit nicht mehr und möchte es mit jedem Dreißigjährigen in der Arbeit aufnehmen. (Wenn ich nur meinen Herzfehler nicht hätte.) Aber auch der hat sich gebessert. Alle am Anfang angegebenen Übel sind verschwunden. Ich kann jetzt größere Schrift ohne Brille lesen. Muß noch beifügen, daß ich seit 2 Jahren keinen Ver- kehr mehr gehabt habe, weil kein Reiz dazu vorhanden war; dieser ist jetzt oft eingetreten und einige Male von Samenfluß begleitet gewesen“.

31. 8. 21. (Konsult.) Gewicht 80 kg. R. R. 153. Der Bart wächst so stark, daß er sich doppelt so häufig als sonst rasieren lassen muß. Allgemeinbefinden durch stärkere stenokardische Anfälle zurzeit beeinträchtigt. Die Verstärkung der Libido ist anhaltend (wieder eine Pollution).

13. 9. 21. (Konsult.) Gewicht 80·5 kg. R. R. 142. All- gemeinbefinden besser.

10. 10. 21. (Konsult.) Gewicht 81·5 kg! (Im ganzen 9 kg Zunahme.) Dynamometer 75! (gegen 60). Da der Blutdruck zur Zeit über 200 ist und die stenokardischen Anfälle gehäufter auftraten, konsultierte ich mit ihm am 11. 10. 21 den Spezial- arzt für innere Erkrankungen, Prof. Schirokauer (Berlin). Dieser bestätigte den von mir erhobenen Befund der inneren Organe und überzeugte sich an der Hand von Photographien, die vor und in regelmäßigen Intervallen nach der Operation angefertigt worden waren, von der außerordentlichen Veränderung im Aussehen und Ernährungszustand des Patienten. Er ver- ordnete Erytroltetranitrat.

27. 10. 21. R. R. 143! Anfälle fast völlig eingeschränkt. Allgemeinbefinden denkbar gut. Beste Arbeitsfähigkeit.

28. 12. 21. Zustand unverändert gut.

3. 4. 22. (K o n s·u l t.) Patient war seit Monaten nicht mehr zur Revision gekommen. Ich war öfters in Sorge, ob nicht die schweren, natürlich irreparablen Veränderungen am Herzen und Gefäßsystem doch einen plötzlichen Exitus herbeigeführt haben könnten. Um so überraschter und erfreuter war ich durch den Anblick, den er heute bot. Schon im Wartezimmer fiel er mir, im Gegensatz zu wesentlich jüngeren Leuten durch seine straffe, selbstbewußte Haltung, durch die strahlenden Augen und die prächtige, blühende Gesichtsfarbe auf. Er machte mir die erfreuliche Angabe, daß seit Monaten ohne jede medikamentöse Beeinflussung, die Stenokardien gar nicht oder nur ganz milde aufgetreten seien! Sein Wohlbefinden beglückt ihn. Er hat seit einiger Zeit auch wieder Arbeit gefunden. D e r v o r d e m v e r - g r e i s t e, s c h w e r k r a n k e u n d v ö l l i g i n v a l i d e M a n n a r b e i t e t a l s E r d a r b e i t e r b e i d e r E i s e n b a h n!

Gewicht etwas abgesunken. R. R. 145.

Fall 7.

N., 42 Jahre alt (Fabrikant).

1907 Lues, ausreichend behandelt; in der Folge keinerlei Erscheinungen. Seit 1919 dauernde gürtelförmige Schmerzen im ganzen Bereich des Rumpfes. Infolge dieser Schmerzen zunehmender Verlust jeglicher Initiative, Arbeitsunfähigkeit, Depression.

Befund: Besonders kräftiger, organisch völlig gesunder Mann. Sexualität erhalten. Lumbalpunktat o. B. W. R. negativ. Patient hat in den vergangenen Jahren bis heute fast alle Kapazitäten Deutschlands konsultiert; es wurde weder eine Diagnose gestellt, noch haben die zahlreichen therapeutischen Bestrebungen seine Beschwerden auch nur im geringsten lindern können.

20. 4. 21. Gewicht 74 kg. R. R. 120. Dynamometer 75. Sexualität erhalten.

28. 4. 21. Vasoligatur rechts.

28. 5. 21. Gewicht unverändert. Dynamometer 82.

28. 8. 21. (B e r i c h t.) Hat trotz anstrengender Badekur 3 kg zugenommen. Beschwerden unbeeinflußt.

28. 10. 21. (K o n s u l t.) Gewicht 79 kg! (5 kg Zunahme!) trotz schlechter Nahrungszufuhr. Libido zeitweise gesteigert. Beschwerden nicht gebessert. W. R. negativ.

10. 11. 21. (K o n s u l t b e i G e h e i m r. G o l d s c h e i d e r, B e r l i n): Objektiver Untersuchungsbefund völlig normal.

Diagnose: Neurasthenia gravis.

Fall 8.

P., 32 Jahre alt (Postschaffner).

Patient stammt aus gesunder Familie. Lues negatur. 1920 Gonorrhoe mit linksseitiger Epididymitis.

1. 4. 21. Klagt über allgemeine zunehmende Mattigkeit, Denkmüdigkeit, Lebensunlust, Melancholie, Mangel an Körperkraft und Initiative. Er hat seit Jahren an Gewicht abgenommen, Sexualkraft und Libido sind fast völlig geschwunden.

Befund: Abgemagerter Mann mit depressivem, etwas maskenartigem Gesichtsausdruck. Nerven, Organe, Harnwege o. B. Psychische Hemmungen ohne Verdrängungen sind nicht auffindbar, bei dem unkomplizierten Manne auch kaum zu erwarten.

O r d i n a t i o n. Roborierende Lebensweise.

2. 5. 21. Keine Besserung. Patient ist sehr verstimmt. Gewicht 68 kg. R. R. 128. Dynamometer 72. Urin Alb. negativ. Sacch. negativ. Eine Verhärtung am linken Nebenhoden ist nicht nachweisbar. Erythrocyten 5,408.000. W. R. negativ.

4. 5. 21. Die Vasoligatur wird trotz der vor einem Jahre überstandenen linksseitigen Epididymitis auf der linken Seite vorgenommen, um nicht etwaige völlige Sterilisierung herbei-

56

zuführen. Das exzidierte Stück des vas deferens ist gut durchgängig!

25. 5. 21. Gewicht 69 kg. R. R. 115. Dynamometer 83. Geistige Regsamkeit besser. Fühlt sich frischer, mutiger. Ohne besonderen Anlaß, auch am Tage, kräftige Erektionen.

7. 6. 21. Gewicht 70 kg. Dynamometer 85. Erythrocyten 4,968.000.

7. 7. 21. Gewicht 70 kg. Keine wesentlichen Veränderungen.

4. 11. 21. Gewicht 72 kg (Zunahme 3 kg). Dynamometer 95! (gegen 72).

Der Patient sieht a b s o l u t v e r ä n d e r t aus. Der vordem katatonische Gesichtsausdruck ist jetzt frisch und heiter. Patient benimmt sich auch wesentlich sicherer und affektreicher. Er gibt an, daß er seit Monaten lebensfroher und in seinem Beruf leistungsfähiger ist. Die Schwermut ist verschwunden. Die Sexualität ist wesentlich gebessert. Er macht mir spontan folgende Angabe: „Ich habe bis vor Monaten sehr unter dem Trieb gelitten, mich bei Menschenansammlungen auf der Straße, an Frauen herandrängen zu müssen und durch innige Berührung möglichst eine Ejakulation herbeizuführen. Dieser quälende Trieb hat sich verloren, zu Gunsten einer häufiger und mit größerer Befriedigung ausgeführten n o r m a l e n B e t ä t i g u n g.“ Das veränderte Aussehen des Patienten ließ sich bei der am folgenden Tage aufgenommenen Kontroll-Photographie nicht so feststellen, wie es in natura war und nicht nur mir, sondern auch meinen Angestellten und den Photographinnen aufgefallen war. (Ganz im allgemeinen glaube ich, daß derlei Veränderungen der Mimik und Körperhaltung überhaupt nicht durch Kontrollstandbilder, sondern wohl nur durch Filmaufnahmen nachweisbar sind.)

Fall 9.

M., 31 Jahre alt (Steinsetzer von außerhalb).

Hat nach Kriegsende zunehmenden körperlichen und geistigen Verfall erlitten: Gewichtsabnahme, Haarausfall, beängstigendes

Nachlassen der Libido und Potenz, der allgemeinen Muskelkraft, der geistigen Elastizität und Lebensfreude.

Befund: Abgemagerter, organisch gesunder Mann, mit gelichtetem Haar.

Der Eingriff geschieht auf dringendes Ersuchen des Patienten.

9. 5. 21. Vasoligatur rechts.

5. 7. 21. B e r i c h t: „Keine Veränderung im Aussehen und
Gewicht. Stimmung etwas gebessert. Geschlechtsverkehr bedeutend besser als vordem. Bin zufrieden."

Die schriftlichen Berichte des Patienten ab August 1921 doku-
mentieren seine schwere Hypochondrie. Er klagt über mannig-
fache, sicherlich rein nervöse Störungen, hat voller Schrecken
nach einer Stuhlentleerung klebriges Sekret der Urethra bemerkt, befürchtet sterben zu müssen, ja, beklagt sich einmal
über zu reichliche Erektionen.

9. 10. 21. (K o n s u l t.) Gewicht 66 kg (gegen 63). Sonst
keine wesentlichen Veränderungen.

Fall 10.

A., 34 Jahre alt (Techniker).

Patient stammt aus gesunder Familie, war selbst nie krank.
Onanie vom 8. und Coitus vom 15. Lebensjahr an. Seit dem
22. L e b e n s j a h r ist er f a s t v ö l l i g i m p o t e n t, d. h. er
hat keine Morgenerektionen und hat selten und ohne Erfolg
Coitusversuche angestellt. Letzter Versuch im März 1919. Er
wurde nun vom Februar 1919 bis Mai 1920 von s e c h s Ärzten
nacheinander behandelt, erhielt Pillen, Präparate, Bougiekuren,
Massagen, Saugkuren, eine Testogankur mit 40 (!) Injektionen,
Vierzellenbäder, Fichtennadelbäder, Hochfrequenz, Rückgrat-
massage und Zäpfchen für die Harnröhre. Auch eingehende
psychoanalytische Untersuchungen mit anschließenden 12 hyp-
notischen Sitzungen wurden vorgenommen. Durch keine der
eingeschlagenen Behandlungen wurde auch nur eine Spur von
Besserung erzielt.

Patient ist mit einem ihm sympathischen Mädchen verlobt, will heiraten, ist über das Hindernis seiner absoluten Impotenz sehr betrübt und dadurch in seinem allgemeinen seelischen Befinden beeinträchtigt.

10. 5. 21. Befund: Großer, besonders kräftiger, gut genährter Mann. Über den kahlen Scheitel sind von der Seite einige Haare herübergelegt.
Gewicht 81 kg. R. R. 122. Dynamometer 85. Urin: Alb. negativ. Sacch. negativ. Organe und Nerven o. B. Erythrocyten 5,712.000. W. R. negativ. Gonorrhoe nicht durchgemacht.
Es besteht keinerlei Hinweis auf Neuropathie. Hemmungen oder Verdrängungen irgend welcher Art konnten trotz genauer Überprüfung nicht festgestellt werden.

Diagnose: Impotentia somatica. Senium partiale praecox.

11. 5. 21. Vasoligatur rechts.

20. 5 21. Nähte entfernt. Gewicht 82·5 kg. Dynamometer 90.

31. 5. 21. Gewicht 83·5 kg (Zunahme 2·5 kg). R. R. 120.
„Ich habe seit der Operation viele Anstrengungen und Laufereien, dazu mangelhafte Ernährung gehabt. Dennoch habe ich mich nicht nur besonders leistungsfähig gefühlt, sondern auch $2^1/_2$ kg in 10 Tagen an Gewicht zugenommen. Bei Liebkosung meiner Braut treten jetzt bei mir prompte Erektionen auf, dreimal habe ich Pollutionen gehabt, zum erstenmale wieder seit 14 Jahren.“

18. 6. 21. Gewicht 86 kg! (5 kg Zunahme). „Der Rock wird mir zu eng“ (der sehr gut genährte Mann hat seit vielen Jahren völlig konstantes Gewicht). R. R. 112. Dynamometer 90. Erythrocyten 4,872,000.
Fühlt sich besonders frisch und arbeitsfähig. Sein Sexualzustand ist derart, daß ihm Eheschließung möglich erscheint.

11. 7. 21. Patient teilt voller Glück mit, daß ihm am 8. 7. die Defloration seiner Braut gelungen ist und seitdem normaler Geschlechtsverkehr stattfindet.

21. 7. 21. Andauern der normalen Potenz.
Die Glatze hat sich mit dichtem Flaumhaar überzogen. Er wurde durch seinen Friseur darauf aufmerksam gemacht. Dieser Befund wurde heute durch mich bestätigt.

30. 8. 21. (K o n s u l t.) Gewicht 86 kg. Dynamometer 95. Überall auf dem Kopf Lanugo. Die neuen Haare am Wirbel sind deutlich gegen die alten abgesetzt. Potenz glänzend.

12. 10. 21. Gewicht 89 kg! Allgemeinbefinden und Potenz dauernd gut.

4. 1. 22. (Konsult.) Gewicht 91 kg (Z u n a h m e i m g a n z e n 10 kg). Dynamometer 95 (gegen 85). Potenz denkbar vorzüglich (gelegentlich 3 coitus pro nocte).
Patient ist in wirtschaftlichen Schwierigkeiten. Zur Stabilisierung seines Geschäftes mußte er in den letzten 8 Wochen ununterbrochen im In- und Auslande umherreisen, hat sich sehr überanstrengt und nur mangelhaft ernährt. Trotzdem diese progressive Gewichtszunahme und denkbar stärkste Leistungsfähigkeit. Ein Jakett, das dem Patienten früher zu weit war, läßt sich jetzt kaum schließen. Der Vergleich des status praesens mit der am Operationstag aufgenommenen Kontrollphotographie zeigt den enormen Unterschied im Aussehen.

4. 4. 22. (K o n s u l t.) Objektiver Befund unverändert. Geistige, körperliche und sexuelle Leistungsfähigkeit dauernd auf der Höhe.

Fall 11.

Sch., 53 Jahre alt (Züchter von außerhalb).
Senium praecox.

19. 5. 21. Einseitige Ligatur.
Patient kam nicht mehr zur Beobachtung.

Fall 12.

B., 49 Jahre alt (Bankangestellter).
1913 Lues, ausreichend behandelt. Patient klagt über progressive Abnahme der geistigen Spannkraft, nur mit großer Anstrengung und Überwindung kann er seine Arbeit leisten. Die Sehkraft läßt nach. Schwinden der sexuellen Potenz.

Befund: Kahlköpfiger Mann mit spärlichen weißen Borsten an den Seiten. Gewicht 73 kg. R. R. 110. Urin, Organe, Nerven, Blutbild o. B.

W. R. negativ. Am linken Hoden mannsfaustgroße Hydrocele.

Diagnose: Senium praecox. Hydrocele.

16, 6. 21. Vasoligatur links und Radikaloperation der Hydrocele nach Winkelmann.

25. 6. 21. Nähte entfernt. Starke Erektionen, vor zwei Tagen eine Pollution.

9. 7. 21. Gewicht konstant. Er gibt an, daß das geistige Fassungsvermögen besser sei und er seine Arbeit wesentlich leichter erledige. Sexualität zufriedenstellend.

27. 8. 21. Keine wesentlichen Veränderungen im objektiven oder subjektiven Befund.

Die späteren Berichte enthalten keine weiteren Veränderungen.

Fall 13.

P., 60 Jahre alt (Beamter von außerhalb).

Altersbeschwerden. Allgemeine körperliche Mattigkeit, zunehmende Arbeitsunfähigkeit. Völliges Fehlen von Libido und Potenz.

Befund: Weißhaariger Mann mit normalem Organbefund. Gewicht 75 kg. R. R. 140. Dynamometer 60. Penis und Testikel greisenhaft atrophisch, mangelhaft durchblutet.

21. 6. 21. Ligatur rechts.

26. 8. 21. (B r i e f b e r i c h t.) Keinerlei Veränderungen.

29. 10. 21. (K o n s u l t.) Aussehen unverändert, ebenso Gewicht und Dynamometrie. Der rechte Hoden und der Penis scheinen vergrößert zu sein. Patient gibt an, daß sein Befinden gut und seine Leistungsfähigkeit absolut gesteigert sei. Infolge Entlassung mehrerer Berufskollegen war seine Inanspruchnahme sehr umfangreich. Er hat seinen Dienst trotzdem und trotz der großen Hitze dieser Monate mühelos ausgeführt.

22. 11. 21. (B r i e f b e r i c h t.) Patient teilt mir in überschwenglicher Freude mit, daß zu seinem sonstigen Wohlbefinden seit etwa 3 Wochen eine rege Sexualität eingesetzt hat! (6 Monate p. op.)

10. 12. 21. (B r i e f b e r i c h t.) „Über mein Befinden kann ich Ihnen wiederum nur Gutes berichten. Die vor der Operation immer im Zunehmen begriffene geistige und körperliche Müdigkeit ist völlig geschwunden. Das Allgemeinbefinden hat sich wesentlich gehoben. Während mir noch vor kurzer Zeit das Treppensteigen Beschwerden verursachte, nehme ich jetzt 2 bis 3 Stufen auf einmal. Der Geschlechtsreiz bleibt stark vorhanden. Mein Körpergewicht ist in den letzten Wochen um 1 kg gestiegen.

16. 12. 21. (K o n s u l t.) Gewicht 77 kg (gegen 75). Dynamometer 70 (gegen 60). Patient läßt auf mein Anraten am 17. 12. 21 die Ligatur auf der linken Seite vornehmen.

Fall 14.

K., 24 Jahre alt (Landwirtssohn von außerhalb).
Seit Mai 1916 schwere remissionslose Katatonie.

22. 6. 21. Ligatur rechts.

8. 9. 21. Keine wesentlichen Veränderungen.

15. 1. 22. (M i t t e i l u n g d e s V a t e r s.) Keine Veränderungen. Zur Anamnese erfahre ich, daß bei K. Anzeichen einer vita sexualis auch vor seiner Krankheit niemals zu konstatieren waren.

Fall 15.

W., 48 Jahre alt (Ingenieur und Kaufmann).
W. ist die treibende Kraft mehrerer umfangreicher geschäftlicher Unternehmungen. Er hat täglich Verhandlungen zu leiten, bei denen er größter geistiger Elastizität bedarf. Seit Jahren bemerkt

er jetzt ein Abnehmen seines Erinnerungsvermögens, seines Scharfsinnes und seiner Initiative. Er fürchtet sich vor der geistigen Überlegenheit und größeren Schaffenskraft jüngerer Leute, die mit ihm in Konkurrenz stehen. Selbst bei größter Überwindung kann er seine Arbeitskraft und Treffsicherheit nicht steigern. Da er sein gesamtes Kapital in einer Gründung angelegt hat, befürchtet er nahenden sozialen Ruin. Daß die Sexualtätigkeit seit Jahren sehr herabgesetzt ist, ist dem Patienten durchaus erwünscht.

Befund: Besonders kräftiger Mann mit normalem Organbefund. Scheitel kahl. Gewicht 83·5 kg. R. R. 124. Dynamometer 85. Hernia inguinalis und Hydrocele rechts. Varicocele links. Linker Hoden sehr klein. W. R. negativ.

23. 6. 21. Vasoligatur rechts, Herniotomie rechts (Bassini), Hydrocelenoperation (Winkelmann).

6. 7. 21. Wohlbefinden. Kräftige Erektionen, eine Pollution.

13. 7. 21. (K o n s u l t.) „Mein Allgemeinbefinden ist sehr gut, es fehlt das dumpfe Gefühl im Kopf, ich stehe morgens frisch auf. Vor drei Tagen habe ich den Coitus ausgeführt."

1. 8. 21. (K o n s u l t.) „Ich bin mit dem Gesamterfolg sehr zufrieden, ich arbeite mit größerer Lust. Die Steigerung meiner Leistungsfähigkeit ist meinen Freunden, meinen Mitarbeitern und meinen Konkurrenten aufgefallen. In der zweiten Hälfte Juli war meine Libido und Potenz wesentlich gesteigert."

19. 11. 21. (K o n s u l t.). Gewicht 85 kg. Dynamometer 95. Aussehen und Haarwuchs unverändert. Patient steht in einem Kampf, der immer größere Dimensionen annimmt. Er gibt mir an, daß seine Schaffenskraft und -freude gleichmäßig stark seien, daß er selbst nach den anstrengendsten Tagen nie mehr das Gefühl der Abgeschlagenheit am kommenden Morgen habe. Das durch die Operation erstrebte Ziel, nämlich erneute geistige Regsamkeit ist durchaus erreicht. Die Varicocele am linken Hoden ist gebessert, der linke Hoden aber ist so atrophisch und weich, daß ich Ligatur links anrate.

17. 12. 21. Ligatur links. Der sehr weiche und kleine Hoden befindet sich in einer Hydrocele.

29. 12. 21. (K o n s u l t.). Gewicht 86·5 (gegen 83·5). Dynamometer 95 (gegen 85). R. R. 116 (konstant) Erektionen!

(Zusammenfassender Eigenbericht vom 29. 12. 21.). „Zu meiner größten Freude bin ich in der Lage, Ihnen mitteilen zu können, daß ich mit den Resultaten der von Ihnen am 23. Juni ausgeführten Operation (Leistenbruch und Samenleiterunterbindung) in jeder Hinsicht zufrieden bin. Ich bin tatsächlich wie neugeboren. Meine Gedankenschwäche und das dumpfe, apathische Gefühl ist vollständig verschwunden. Die frühere Frische ist zurückgekehrt. In den letzten Monaten vor der Operation war selbst der kleinste Spaziergang für mich ermüdend, jetzt kann ich die großen, auch körperlichen Strapazen meines Berufes ohne merkbare Schwierigkeit überwinden und werde deshalb oft von Kollegen bewundert, welche 15—20 Jahre jünger sind als ich.“

Fall 16.

St., 54 Jahre alt (Fabrikarbeiter).

Patient klagt über abendliches Hautjucken, über Zittern der Arme und Beine, über Lahmheit im Kreuz, zunehmende Gewichtsabnahme (20 kg in 2 Jahren) und über absolute Arbeitsunfähigkeit.

Befund: Völlig abgemagerter Greis mit weißem, kurzen, borstigen Haupthaar. An der Körperhaut keine Veränderungen. Gewicht 61 kg. Dynamometer 70. R. R. 114. Organbefund o. B. W. R. negativ.

Grobschlägiger T r e m o r d e r E x t r e m i t ä t e n. (Schriftprobe). Sexualpotenz sehr herabgemindert.

Diagnose: Cachexia präsenilis mit Pruritus und Tremor.

25. 6. 21. Ligatur links.

5. 7. 21. (K o n s u l t.) Pruritus und Tremor verschlimmert.

22. 7. 21. Geringe Gewichtsabnahme infolge eines Magenkatarrhes. Libido und Potenz gesteigert.

15. 10. 21. Spontane Mitteilung, daß das K o p f - u n d B a r t -
h a a r außerordentlich schnell nachwächst und zwar d u n k l e r
als vordem. P r u r i t u s g e b e s s e r t. Gewicht konstant.

15. 1. 22. Ich hatte mir von diesem Fall kaum mehr Wirkung
versprochen, da in den ersten 4 Monaten p. op. außer der
zeitweise sehr gesteigerten Sexualität keine Veränderungen eingetreten waren. Der Patient sah dauernd matt aus, sein Tremor
war nicht gebessert, seine Arbeitsfähigkeit nicht wieder hergestellt. Um so erstaunter war ich, ihn heute sehr verändert nach
$^1/_4$ Jahr Pause wiederzusehen. Er konsultierte mich wegen einer
Fingerquetschung, die er sich an der Maschine zugezogen hat
und bittet, n i c h t krankgeschrieben zu werden. Sein Allgemeinbefinden hat sich seit Wochen derart gesteigert, daß er Arbeit
aufgesucht hat und, wie er mir mitteilt, m i t g r o ß e r F r e u d e
a r b e i t e t. Sein Aussehen war durchaus erstaunlich. Wenn
er auch an Gewicht nicht wesentlich zugenommen hat und
das Gesicht annähernd so mager ist wie vordem, ist der ganze
Visus ein neuer und frischer und wird hervorgerufen durch
den außerordentlich lebhaften Augenausdruck. Erstaunlicher
noch war in diesem Falle die V e r ä n d e r u n g d e s H a u p t -
h a a r e s; das völlig weiße Haar ist überall, besonders aber
am Hinterkopf und an den Schläfen reichlich d u r c h s e t z t
m i t g a n z s c h w a r z e n H a a r e n. Patient gibt an, daß ihm
diese Tatsache ganz unverständlich sei, da er in jungen Jahren
nie schwarz, sondern d u n k e l b r a u n war. Das Haar sieht im
ganzen jetzt taubenblau bis stahlblau aus. Er bedauert sehr,
daß er jetzt häufiger als früher den Friseur aufsuchen muß.
(Das am 19. 12. 21. auf 3 mm geschnittene Haar ist heute nach
24 Tagen bereits bis 14 mm lang!) Das Haar ist jetzt von
weicherer Qualität als früher. Patient gibt an, daß er seit Monaten einen schwer stillbaren H e i ß h u n g e r habe, daß seine
Geschlechtspotenz dauernd gesteigert, daß der quälende Pruritus
völlig verschwunden und das Z i t t e r n d e r E x t r e m i t ä t e n
n i c h t m e h r a u f g e t r e t e n sei. (Schriftprobe.)

A u s d e m n u r n o c h v e g e t i e r e n d e n, v ö l l i g v e r -
g r e i s t e n P a t i e n t e n i s t e i n l e b e n s f r o h e r u n d
a r b e i t s t ü c h t i g e r M a n n g e w o r d e n.

Fall 17.

F., 53 Jahre alt (Beamter von außerhalb).

Bei dem am 28. 6. 21 wegen Altersbeschwerden und Arbeitsunfähigkeit einseitig operierten Patienten sind, soweit aus seinem Schriftbericht zu ersehen ist, wesentliche Wirkungen noch nicht eingetreten.

Fall 18.

H., 64 Jahre alt (Redakteur von außerhalb).

Der am 7. 7. 21 einseitig ligierte Patient hat nicht über sein Befinden berichtet.

Fall 19.

B., 64 Jahre alt (Landwirt von außerhalb).

Arbeitsunfähigkeit infolge Allgemeinverfall. Zunehmende Versteifung mehrerer Gelenke. Zittern der Extremitäten. Schlaflosigkeit. Sexualtätigkeit seit vier Jahren eingestellt.

Befund: Kachektischer Mann mit normalem Organbefund. Gewicht 71 kg. R. R. 112. Organe o. B.
Ellbogen- und Kniegelenke schwer beweglich bis versteift. Die Muskulatur der Extremitäten ist völlig atrophisch. Patient humpelt an Krücken.

Diagnose: Cachexia senilis. Arthritis chronica.

13. 7. 21. Vasoligatur beiderseits. (Die Vasa sind auffallend stark.)

30. 8. 21. (Briefbericht.) Gewichtszunahme 4 kg.

19. 9. 21. (Konsult.) Gewicht 76 kg (5 kg Zunahme). Er kann den Dynamometer, den er vor der Operation nicht festhalten konnte, heute bis 55 zusammenpressen! Er beschreibt spontan das Anwachsen seiner rohen Kraft: Während er vor der Operation kaum noch ein Bettkissen heben konnte, hat er gestern einen Zentner Getreide in vier Abteilungen (also jedesmal 12¹/₂ kg) forttragen können. Er hat mit dem Tabakrauchen, das er seit Jahren aufgegeben hatte, wieder begonnen. Die Leute aus seinem Dorf sagen ihm durchwegs: „Wie ist es möglich, daß man sich in Deinem Alter noch so im Aussehen verändern kann!" Der Patient geht ohne Stock! Der Schlaf ist gut, Zittern und Schmerzen der Extremitäten sind nicht mehr aufgetreten. Er hat eine Pollution gehabt. Beide Hoden sind deutlich etwa um die Hälfte vergrößert.

18. 11. 21. (Briefbericht.) „Teile Ihnen hiedurch mit, daß sich der Zustand meines Mannes seit unserem letzten Besuch bei Ihnen wieder in erfreulicher Weise gebessert hat. Sein Körpergewicht beträgt jetzt 80 kg (gegen 71)."

9. 1. 22. (Briefbericht.) „Auf Ihre Fragen nach dem Befinden meines Mannes kann ich Ihnen mitteilen, daß sein Gesundheitszustand und Gewichtszunahme in erfreulicher Weise Fortschritte macht, jedoch kann er sich nicht entschließen, jetzt im Winter die Reise nach Berlin anzutreten. Wenn die Tage erst wärmer werden, möchte er Sie gerne besuchen, um Ihnen seinen Dank abzustatten."

10. 4. 22. (Briefbericht.) Gewicht über 80 Kilo. Befinden gut. Hat sich den ganzen Winter über mit Ausnahme von Tagen mit strenger Kälte in der Landwirtschaft betätigt.

24. IV. 22. (Konsult.) Gewicht 80 kg (Zunahme 9 kg!). Dynamometer 66! (gegen 0). Aussehen blühend, Haltung und Bewegungen straff, Hoden deutlich vergrößert und prall. Der Patient kann die vorderen versteiften Gelenke bewegen, seine früher ganz atrophische Extremitätenmuskulatur ist gut entwickelt. Er ist in seiner Landwirtschaft wieder tätig, wie als Mann in den besten Jahren. Er kann 1¹/₂ Zentner Last tragen. Der Schlaf ist gut, die Nachtschweiße haben sich verloren. Nach vierjähriger Pause hat sich die vita sexualis wieder eingestellt.

Fall 20.

D., 61 Jahre alt (Landwirt).

Schwerster Allgemeinverfall infolge absoluter Pylorusinsuffizienz. Ob die am 9. 9. 21 vorgenommene doppelseitige Ligatur ausreichenden Erfolg gehabt hat, kann ich noch nicht beurteilen, da der Patient die lange Reise nur zum Zweck der Revision scheut und seine Briefmeldungen unzulänglich sind.

Fall 21.

T., 41 Jahre alt (Lehrer von außerhalb).

Seit Jahren Nachlassen der Arbeitsfreude und -fähigkeit, der geistigen Elastizität und der Geschlechtspotenz.
Patient ist nach der am 27. 9. 21 vorgenommenen einseitigen Ligatur nicht mehr zur Revision gekommen. Aus einem Briefbericht geht hervor, daß er Veränderungen bisher nicht bemerkt hat.

Fall 22.

D., 63 Jahre alt (Generalleutnant a. D.).

25. 5. 21. Patient klagt über leicht eintretende Erschöpfbarkeit, insbesondere des Herzens. Das Treppensteigen macht Schwierigkeiten; gelegentlich zwingen ihn Anfälle von Herzklopfen, sich mehrere Stunden zu legen. Der Nachtschlaf läßt zu wünschen übrig. Patient kann mit seiner Pension allein sich und seine Familie nicht ernähren und ist gezwungen, in einer anstrengenden kaufmännischen Tätigkeit zu verdienen. Er bittet mich, die S t e i n a c h'sche Operation an ihm vorzunehmen, da er sich davon Steigerung seiner Leistungsfähigkeit verspricht.

Befund: Patient in gutem Ernährungszustand. Abgesehen von deutlichem arcus senilis corneae und gelichtetem, fast weißem Haar, sieht er etwas jünger aus, als seinem absoluten Lebensalter entspricht. Gewicht 79 kg. Dynamometer 58. R. R. 170. Urin o. B.

Herz: Hyperthrophie und Dilatation beider Ventrikel. Aneurysma aortae! W. R. negativ. Sexualpotenz erhalten.

In Anbetracht des Aneurysmas und des hohen Blutdruckes habe ich zunächst vom Eingriff abgeraten und den Patienten an seinen Hausarzt verwiesen. Es lag mir daran, in der Folgezeit das klinische Verhalten meines Parallelfalles 6 (Arteriosklerosis gravis, Aortenaneurysma, Vitium cordis) zu beobachten. Die Entwicklung dieses Falles gestattete mir, nach über vier Monaten auch bei dem Patienten D. nach Übereinkunft mit dem Hausarzt die Ligatur vorzunehmen. Der Blutdruck war indessen auf über 200 gestiegen, die Nierenfunktion erwies sich als normal.

5. 10. 21. Ligatur einseitig, nach vorangegangenem Aderlaß.

26. 11. 21. (Konsult.) Gewicht 81 kg. Dynamometer 70 (gegen 58), R. R. 150 (gegen 200). Patient gibt an, daß die Herzbeschwerden und der Schlaf gebessert seien. Die Sexualpotenz ist auffallend gesteigert. Seine einzige Klage ist Heißhunger.

30. 12. 21. (Konsult.) Patient sieht bedeutend frischer aus; er gibt an, daß sein gutes Aussehen von den Bekannten bemerkt wird. Er hat wegen der dauernden Steigerung seines Appetits in den letzten Wochen stark zugenommen (während er vordem seit Jahren auf dem gleichen Gewichtsstand geblieben war) und um weitere Zunahme zu verhüten, wöchentlich einen Hungertag eingelegt; dennoch Gewicht 84·5 kg (gegen 79). Die unangenehmen Sensationen der Herzgegend sind geschwunden. Das Herzklopfen tritt weniger stark auf. Die allgemeine Leistungsfähigkeit und die Sexualpotenz sind dauernd gesteigert. Ferner gibt Patient spontan an: „Ich sehe besser! Meine Augen ermüden nicht mehr so rasch wie früher und die Sehkraft für die Entfernung ist sicher gesteigert!"

Fall 23.

F., 71 Jahre alt (Universitätsprofessor aus dem Auslande). Patient war wegen Gedächtnisschwäche und Mangel an geistiger

Leistungsfähigkeit im Juni 1921 anderwärts einseitig vasoligiert worden.

Patient hat im Anschluß daran eine Gewichtszunahme von rund 5 kg gehabt. Es war ihm mitgeteilt worden, daß eine doppelseitige Ligatur zwar für eine möglichst starke Regeneration wünschenswert, aber wegen der bestehenden Arteriosklerose nicht ohne Bedenken in einer Sitzung auszuführen sei. Patient kam am 21. 10. 21 nach Berlin. Ich nahm am folgenden Tage die Ligatur auf der linken Seite vor und zwar dicht am Austritt an der Epididymis. Die klinische Nachbehandlung bestand im wesentlichsten in Kontrolle und Beeinflussung des Blutdruckes.

Patient gab mir zur Anamnese an, daß er 1919 einen Schlaganfall mit Halbseitenlähmung durchgemacht hat. Seit Jahren ist sein Erinnerungsvermögen sehr herabgesetzt. Er beabsichtigt, ein größeres wissenschaftliches Werk abzuschließen, war aber bisher nicht in der Lage, daran täglich länger als zwei Stunden zu arbeiten.

5. 11. 21. Am Tage der Entlassung aus dem Sanatorium teilt mir Patient voller Freude mit, daß er in der Nacht eine Pollution gehabt hat, ein Vorkommnis, daß sich seit Jahrzehnten nicht mehr ereignet hat. Sexualbetätigung besteht seit vielen Jahren nicht mehr. Patient hat auch keinerlei Interesse daran. Da er aber mit den theoretischen Grundlagen der operativen Regeneration eingehend vertraut ist, glaubt er die Pollution als sicheres Zeichen von beginnendem Regenerationsmechanismus der Keimdrüse auffassen zu können.

15. 3. 22. (Briefbericht.) Allgemeinbefinden infolge überstandener Grippepneumonie zur Zeit sehr beeinträchtigt.

Fall 24.

B., 43 Jahre alt (Bankier).

Der Vater des Patienten ist an Diabetes gestorben. Patient gibt an, daß er nie recht entwickelt war und in körperlicher Beziehung gegen Altersgenossen stets hat zurückstehen müssen. Insbesondere war seine Sexualpotenz immer eine geringe. Er hat vor einem Jahr geheiratet und mußte im Verlauf dieser Zeit eine dauernde Abnahme von Libido und Potenz konstatieren. Seine geistige Leistungsfähigkeit ist zufriedenstellend.

Befund: Graziler Patient mit gut erhaltenem braunen Haupthaar. Gewicht 61 kg. Dynamometer 75. R. R. 120. Puls 54. Urin o. B. Arcus senilis corneae beiderseits! (Es läßt sich nicht feststellen, ob diese bei einem 42 jährigen Mann ungewöhnliche Erscheinung angeboren ist.) Genitalien unterentwickelt. Spermatozoen reichlich lebend vorhanden.
Untersuchung des Harnes und des Blutzuckergehaltes zwecks Bestimmung der Tolerenz nach Traubenzucker-Darreichung ergibt normalen Befund. (Prof. S c h i r o k a u e r, Berlin.)

Diagnose: Allgemeine Entwicklungshemmung infolge mangelhafter Ausbildung der Keimdrüsen.

28. 10. 21. Vasoligatur links. (Das Vas ist auffallend dünn.)

18. 11. 21. (K o n s u l t.) Gewicht 63 kg (gegen 61). Patient teilt mir mit, daß sein Appetit außerordentlich g e s t e i g e r t s e i, e b e n s o s e i n e g e i s t i g e L e i s t u n g s f ä h i g k e i t. Obwohl seine Tätigkeit in Bank und Börse zur Zeit der großen Kursschwankungen eine ganz besonders umfangreiche ist, spürt er im Gegensatz zu früher nur selten Ermüdung.

6. 12. 21. (K o n s u l t.) Gewicht konstant. Dynamometer 90 (gegen 75).

7. 1. 22. (T e l e p h o n b e r i c h t.) Weitere Gewichtszunahme. In sexueller Beziehung noch keine Änderung. Eßlust, g e i s t i g e u n d k ö r p e r l i c h e L e i s t u n g s f ä h i g k e i t d a u e r n d g e - s t e i g e r t.

F a l l 25 b i s 30

liegen noch zu kurze Zeit zurück, um ein Urteil zu ermöglichen.

III.

SCHLUSSFOLGERUNGEN
AUS DEN KLINISCHEN ERFAHRUNGEN.

DIE geschilderten 24 Fälle sind zur Gewinnung einer statistischen Übersicht wenig geeignet. Einmal habe ich selbst die Indikationsgrenzen ziemlich weit gesteckt, ferner aber auch in einigen Fällen, die mir prognostisch nicht allzu günstig erschienen waren, die Operation auf Ersuchen der Patienten vorgenommen. Zudem sind mehrere Patienten von außerhalb weder zur Revision erschienen, noch haben sie mir verwertbare Briefberichte zugehen lassen. Es sind mithin bei meinem Material nur etwas über die Hälfte der Fälle absolute Erfolge. Fassen wir aber die klinischen Daten dieser 12 eingehend beobachteten positiven Fälle zusammen, so ergibt sich eine Fülle von Erscheinungen, die durchaus im Einklang stehen mit dem, was S t e i n a c h bei der Ligatur von Ratten,[37] K u n t z an Kaninchen und Hunden[11] sah, und was S a n d letzthin bei der Verjüngung eines alten Jagdhundes[34] trefflich schilderte. Ich erinnere ferner an die parallelen Erfahrungen am Menschen von L i c h t e n s t e r n, [15, 48] von F i n s t e r e r, [45, 43] von L i t t a u e r [47] und von E d g a r. [52]

Auf die oben nur zitierte Arbeit von L ö w y und Z o n d e k [19] muß ich doch an dieser Stelle etwas näher eingehen. Sie bedeutet eine wesentliche Bereicherung unserer Kenntnis vom klinischen Bilde nach Ligatur und eine exakte Beweisführung für die Tatsache der Wirkung. Hier wurde die Steigerung des Stoffwechsels durch Erhöhung des Sauerstoffverbrauches einwandfrei festgestellt. Zudem wurden zum Teil außerordentliche Gewichtszunahmen (8·3 kg in $3^{1}/_{2}$ Monaten!) festgestellt. Wenn die übrigen klinischen Wirkungen, Sexualpotenz u. a. m. hier kein so günstiges Bild boten, ist der Grund hierfür vielleicht darin zu suchen, daß es sich bei 3 von den beobachteten 4 Fällen um s e h r v e r b r a u c h t e M ä n n e r zwischen 60 und 70 Jahren handelt.

Die Resultate eigener und fremder Beobachtungen ergeben somit eine Fülle von Wirkungen der Vasoligatur für das somatische und psychische Leben.

a) Somatische Veränderungen.

a) Zunahme des Körpergewichtes, im besten Falle bis zu 12 kg. (Das Gewicht steigt nicht nur bei Kachektischen, sondern auch bei Patienten, die seit Jahren durchaus konstantes Gewicht gezeigt haben. [siehe Fall 10 und 22]).

b) Hebung des Hautturgors, sei es abhängig oder unabhängig von der besseren Polsterung infolge von Gewichtszunahme.

c) Veränderungen am Haarkleid:
Nachwachsen junger Haare an vorher gelichteten oder kahlen Stellen, gelegentlich sogar über die vordem bestandenen Grenzen hinaus (Lanugo-Haar).
Schnelleres und dichteres Wachstum von Haar und Bart. (Haarschnitt und Rasur werden öfter als vorher benötigt.)
Weichere Konsistenz des nachwachsenden, vordem starren und borstigen Haares.
Bessere Pigmentierung der nachwachsenden Haare.
(In zwei der von mir beobachteten Fällen, 3 und 16, wies das nachwachsende Haar dunkleren Farbenton auf, als es in der Jugend gehabt hatte.)

d) Steigerung der rohen Kraft.
Im besten Falle wurde ein Ansteigen des Dynamometers um 55 Teilstriche beobachtet (Fall 19). Der Dynamometer hat eine so starke Feder, daß das Ansteigen um wenige Teilstriche schon ein bedeutendes Mehr an Kraftaufwendung beansprucht. (Es erübrigt sich, darauf hinzuweisen, daß die Patienten keinerlei Übungen am Dynamometer oder ähnliches vorgenommen haben.)

e) Absinken des Blutdruckes bis zu 50 mm Hg. (In der Folgezeit scheint der Druck allmählich wieder etwas anzusteigen.)

f) Hebung der vasomotorischen Funktionen. Bessere Durchblutung der Extremitäten und der Genitalien.

g) Besserung des Sehvermögens.
Ob es sich hier um eine Aufhellung der lichtbrechenden Medien oder um eine Hebung der Elastizität der Linse handelt, möchte ich dahingestellt sein lassen. In mehreren Fällen war

auch das Aussehen der Augen verändert. Die Augen glänzten wie atropinisiert.

h) Steigerung der Sauerstoffzunahme. Steigerung der Eßlust.

i) Steigerung resp. Neueinsetzen der Sexualpotenz.

k) Besserung arteriosklerotischer (ischämischer) und allgemeiner seniler Beschwerden, wie Ameisenlaufen der Extremitäten, Sensationen der Herzgegend, Atemnot, Pruritus senilis und Tremor der Extremitäten.

Ob und inwieweit Erscheinungen und Erkrankungen der Prostata beeinflußbar sind, kann ich nicht beurteilen, da mir nur ein bis zwei, allerdings günstig verlaufene Fälle zur Verfügung stehen.

b) Psychische Veränderungen.

Steigerung der g e i s t i g e n S p a n n k r a f t, der I n i t i a t i v e und des E r i n n e r u n g s v e r m ö g e n s.

Steigerung der A r b e i t s l u s t und S c h a f f e n s k r a f t, des S e l b s t b e w u ß t s e i n s, der L e b e n s f r e u d e.

Steigerung des sexuellen Interesses.

Die hier geschilderten Veränderungen trafen in ihrer Gesamtheit nicht in jedem Falle zu. Eine ganze Anzahl von mir beobachteter Fälle bot aber eine solche Summierung und Steigerung genannter Erscheinungen, daß ich über das Wunderbare solcher wirklich nur mit „Verjüngung" treffend bezeichneter Phänomene in Erstaunen geriet. Ich denke insbesondere an Fall 6, wo aus einem völlig invaliden Patienten mit schwersten organischen Veränderungen und mit allgemeiner Kachexie in wenigen Monaten p. op. ein arbeitsfähiger und lebensfroher Mann wurde. Trotz gleichbleibender, mangelhafter Ernährung hob sich die Stoffwechselbilanz, die Muskelkraft und das Sexualinteresse, wuchs reichlich Haar, besserte sich die Sehkraft. Die vordem müden Augen waren frisch, die Bewegungen und das ganze Auftreten jünglingshaft. Der früher verzweifelnde, nur noch vegetierende Mann hatte nun infolge seines neuen Kraftgefühls ein durchaus heiteres, fast herausforderndes Wesen.

74

Fast ebenso plastisch war Fall 19. Es erscheint ein 64 jähriger, völlig kachektischer Mann an Krücken, mit schwer atrophischer Muskulatur. Wenige Monate nach der doppelseitigen Ligatur ist das Gewicht enorm gestiegen, der Mann geht meist ohne Stock und leistet schwere Arbeit in der Landwirtschaft. Sein Aussehen ist so verändert, daß es jedem auffällt.

In Anbetracht der Breite und Intensität der erzielten Wirkungen kann man wohl sagen, daß mit der Vasoligatur am Menschen wesentlich mehr erreicht worden ist, als was Steinach selbst eine „Restitution in bescheidenen Grenzen" [37] nannte.

Die Frage nach dem Zeitpunkt des Eintretens der Wirkung bedarf eingehenderer Beantwortung. Da eine allgemeine Wucherung des interstitiellen Gewebes erst etwa 3 Wochen nach der Ligatur zu beobachten ist, dürfte auch die Wirkung erst zu diesem Zeitpunkt zu erwarten sein. Dem entsprechen auch tatsächlich meistenteils die klinischen Daten. Andererseits aber haben alle Kliniker, die diese Materie bearbeiten, die Erfahrung gemacht, daß sich gewisse klinische Erscheinungen schon wesentlich früher bemerkbar machen, d. h. Erektionen schon wenige Tage p. op. eintreten, und die Steigerung der Eßlust und Gewichtszunahme häufig schon nach 8 bis 10 Tagen einsetzt. Dieses frühe Eintreten einer Wirkung wurde von den Gegnern der Pubertätsdrüsentheorie als wichtiges Argument dafür angeführt, daß eben diese Wirkung nur durch die Stauung und Resorption der Samenabbauprodukte entstanden sein könne. Ganz abgesehen davon, daß diese Ansicht durch die jahrelange Andauer der Wirkung widerlegt wird, möchte ich hierfür eine andere einfache Erklärung angeben. Die klinischen Wirkungen fallen in zwei Zeitpunkte. Die Frühwirkungen sind bedingt durch eine rein hydraulisch durch den Samenrückstoß erzeugte Ausschüttung der vorhandenen Hormone. Solche primäre Ausschüttung kennen wir auch als Frühwirkung nach Transplantation. Dann aber vergehen Wochen bis die physiologische Umwandlung im Hodengewebe vor sich gegangen ist und die dauernd vermehrte Ausschüttung von Hormonen aus der effektiven Vergrößerung des interstitiellen Organes gewährleistet wird. Nach oben hin ist die Grenze hier weit zu ziehen und unbedingt 4 bis 6 Monate auf Eintreten einer Wirkung zu warten. Häufig ergibt sich sogar nach einer Wartezeit von 4 bis 6 Monaten noch eine Addition weiterer Wirkungsteile, so daß man von einer S t e i g e r u n g der Wirkung sprechen kann.

Was die Frage nach der D a u e r d e r W i r k u n g anlangt, so hält diese bei meinen ältesten Fällen nun etwa 20 Monate an. Andauernd ist auch, wie mir mitgeteilt wurde, die Wirkung bei einigen bis zu 3 Jahre alten Fällen von Lichtenstern. Es sei bei dieser Gelegenheit darauf hingewiesen, daß auch bei Transplantationen zur Beseitigung von Kastrationsfolgen die Wirkung eine dauernde ist (etwa 6 bis 7 Jahre nach Lichtenstern's Beobachtungen).

Über die Ursachen des V e r s a g e n s der W i r k u n g möchte ich später im Zusammenhang sprechen und mich zunächst mit der Frage beschäftigen: Hat die Ligatur irgendwelche s c h ä d i g e n d e Wirkungen? Ich möchte hier auf einen Todesfall angeblich im Anschluß an eine Ligatur eingehen, der mehr als die Mitteilung der positiven Fälle durch Fach- und Tagespresse verbreitet wurde.

Kurt Mendel [22] schildert das Schicksal eines 61jährigen Mannes, der wegen Senium präcox beiderseitig ligiert wurde, im Anschluß daran eine Demenz bekam und $3^1/_2$ Monate p. op. in einer geschlossenen Anstalt ad exitum kam. Gerade dieser Fall wurde bei der Sitzung der Gesellschaft für Psychiatrie und Nervenkrankheiten zu Berlin am 9. Mai 1921 völlig verschieden beurteilt; während eine Partei die Erkrankung für eine ganz zufällige in die postoperative Zeit fallende arteriosklerotische Demenz erklärte und jegliche Möglichkeit einer Wirkung der Ligatur bestritt, faßte die andere Partei die Demenz als eine „Testitoxikose" auf und gab damit implicite eine Wirkung der Ligatur prinzipiell zu.

Ich möchte mich zu diesem Fall vorsichtig dahin äußern: M e n d e l spricht von einer „dem Alter des Patienten ent-

76

sprechenden Arteriosklerose", gibt aber leider den Blutdruck nicht an. Andererseits schildert er den psychischen Zustand des 61 jährigen Patienten als den eines Mannes von „Mitte der 70". Die Annahme schwerer sklerotischer Veränderungen der Gehirnarterien erscheint gerechtfertigt. Es wurde nun bei diesem Manne zu Verjüngungszwecken der allerkräftigste Impuls erteilt, nämlich eine einzeitige, doppelseitige Ligatur zwischen Hoden und Nebenhoden. Nach meinen heutigen Erfahrungen erscheint es mir fast, als sei in diesem Falle eine Überdosierung geschehen.

Außer diesem Falle, der übrigens in Bezug auf post hoc und propter hoc keineswegs klarliegt, sind mir schädigende Wirkungen der Ligatur nicht bekannt geworden, insbesondere auch nicht aus dem relativ umfangreichen Operationsmaterial mehrerer Wiener Kollegen.

Haberer [4] kommt auf Grund eines Materials von 27 Fällen zu dem Schluß, daß es sich um einen durchaus ungefährlichen Eingriff handle. Er lehnt die Möglichkeit des Entstehens von Demenz und anderem ab. Auch Sand betont die Ungefährlichkeit des Verfahrens. Ich selbst habe bei meinem Material trotz ziemlich breiter Indikationsstellung keinerlei schädigende Wirkung gesehen. Die von Payr [27] gelegentlich beobachtete postoperative Glykosurie habe ich nicht konstatieren können. In der Annahme, daß eine solche durch Überfunktion der Nebenniere entstanden sei, versuchte ich deren Verhalten auf dem Umwege über die Zählung der Erythrocyten festzustellen. Es ergab sich bei den Kontrollzählungen keine Veränderung. Edgar [52] konstatierte in mehreren Fällen eine deutliche Hebung der Erythrocyten- und Haemoglobinkurve.

Mein Fall 3 kam 5 Monate p. op. (also außerhalb der Grenze der Operationsmortalität) an Apoplexie ad exitum (vergl. Sektionsbefund). Es war einer der Fälle, wo (durch einseitige Unterbindung) die Verjüngungsfolgen besonders plastisch in Erscheinung traten. Der vordem müde Mann hat sich im Vollgefühl neuer Kraft außerordentlich viel zugemutet, hat kaum geschlafen, sehr viel gearbeitet und in der Freude über gesteigerte Alkoholtoleranz exzessiv getrunken. Ich will die Möglichkeit nicht ausschließen, daß durch den infolge des neuen Kraftgefühls erfolgten Raubbau der apoplektische Insult, der dem Patienten natürlich dauernd bevorstand, beschleunigt worden ist.

In einigen Fällen nun, die mir im Vergleich zu Parallelfällen eine durchaus günstige Prognose zu bieten schienen, ist wenig oder keine Wirkung eingetreten (Fall 12 und 17). Die Frage nach der Ursache des Versagens der Wirkung hängt innig zusammen mit der nach der Indikationsstellung und Prognose.

Ich bin mir durchaus bewußt, wie primitiv und lückenhaft die Methode meiner klinischen Beobachtung ist. Wollte man die Wirkungen der Regenerationsoperation richtig beschreiben, so müßte man auf dem von Löwy und Zondek [19] begangenen Wege fortschreiten und versuchen, durch Stoffwechselbestimmungen und noch neu zu erfindende biochemische Untersuchungsmethoden des Blutes die Vermehrung oder Verminderung möglichst aller endokriner Drüsenfunktionen nachzuweisen. Nur eine eingehende Kenntnis von der Tätigkeit und den Zusammenhängen der endokrinen Drüsen wird es uns später einmal möglich machen, die Summe merkwürdiger Erscheinungen nach Vasoligatur zu erklären und somit auch der Indikation und der Prognose eine gefestigtere Basis zu geben als bisher möglich.

Es wäre denkbar, daß sich die chemische Definition und Herstellung von Hormonen derart vervollkommnete, daß man durch Einverleibung kombinierter Drüsenextrakte ähnliche Wirkungen erreicht. Heute aber — und das ist die für die praktische Medizin so wichtige Errungenschaft Steinachs — haben wir in der Vasoligatur das einzige sichere Mittel, um bestimmend in das entlegene Wunderreich des endokrinen Systems einzugreifen.

Bei dieser Gelegenheit möchte ich doch noch auf einige von mir bisher noch nicht benutzte Methoden weiterer objektiver Untersuchungsmöglichkeiten hinweisen. Es wäre denkbar, daß sich die Verjüngung auch durch eine Reaktion der Haut, also etwa durch Ansteigen des unspezifischen Immunitätstiters feststellen ließe. Ein Fall von außerordentlich starker

Pustelbildung nach Pockenimpfung bei einem vasoligierten Senilen läßt diese Methode aussichtsreich erscheinen.
Ein zweiter solcher Fall wird mir von einem vor zwei Jahren
erfolgreich vasoligierten Arteriosklerotiker berichtet.

Ferner wäre es wünschenswert nachzuweisen, ob die Besserung beginnender Hypertonien sich auch in einer Steigerung
der Nierenfunktion äußert.

Zur Indikationsstellung kann heute nur obenhin Folgendes gesagt werden. Die Hauptdomäne ist naturgemäß das Senium
normale und das Senium praecox. Streng genommen sollte das
normale Altern, wenn anders es nicht von Beschwerden begleitet ist, nicht in die Indikation mit einbezogen werden.
Dennoch möchte ich in dieser Zeit der Geld- und Vermögens-
entwertung eine Indikation zur Restitution alter Leute aus wirtschaftlichen Gründen für statthaft erklären.

Ob die Arteriosklerose und die Summe der durch sie
entstehenden Beschwerden und Erscheinungen im ursächlichen
Zusammenhang mit dem Aufhören des normalen Hodenstoff-
wechsels steht, ist schwer zu entscheiden. Jedenfalls bieten
derartige Krankheitsbilder eine gute Prognose. Hierher gehört eine
Erscheinung, die ich mit vorzeitigem Teilaltern bezeichnen
möchte: die vorzeitige somatische Impotenz. Ich halte meinen
Fall 10 für einen besonders typischen Fall dieser Gattung. Es
handelte sich um einen 34 jährigen, organisch völlig gesunden
Mann in bestem Ernährungszustand, bei dem seit etwa 12 Jahren
keine Spur von sexuellem Trieb mehr vorhanden war. Die
Neurologen hatten mit Anwendung des gesamten modernen
therapeutischen Handelns keinerlei Erfolg und die Analytiker
sprachen bei dem seelisch ganz unkomplizierten Mann gegen
eine Wand. Das einzige, auffallende Merkmal vorzeitigen Teil-
alterns bei dem Patienten war der Haarschwund. Wenige
Wochen nach der einseitigen Ligatur beginnt das Gewicht und
die rohe Kraft (beide vordem auf bester Höhe) in gleichmäßiger
Kurve anzusteigen und treten Erektionen und Pollutionen auf.
Nach zwei Monaten ist die Potenz auf physiologischer Höhe, so
daß ihm die Defloration der Braut gelingt. Nach drei Monaten
macht der Friseur den sehr kurzsichtigen Patienten darauf auf-

merksam, daß am kahlen Wirbel junge Haare nachwachsen und Lanugo bis zur Stirngrenze ausgedehnt ist.

Zur Erklärung für die Art und Dauer solcher Wirkungen möchte ich noch einmal an die schon mehrfach zitierten Beobachtungen Kyrle's erinnern. Kyrle fand bei seinen umfangreichen histologischen Arbeiten, die männliche Keimdrüse betreffend, in jedem Hoden und zu jeder Lebenszeit vielfach atrophische Samenkanälchen und hypertrophisches Zwischengewebe, und er schloß daraus, daß Schwund und Regeneration der beiden Gewebe einem physiologischen Automatismus unterläge. Stützt man sich auf das Fundament dieser Beobachtungen, so kann man ohne Zwang zu folgender hypothetischer Betrachtungsweise kommen: Altern und Teilaltern (Impotenz) ist bedingt durch das Aufhören des physiologischen Automatismus zwischen Degeneration und Regeneration von generativem und interstitiellem Hodenanteil. Die Vasoligatur gibt diesem verlorengegangenen Automatismus einen neuen Antrieb und ruft somit keine unnatürlichen, sondern völlig physiologische Funktionen hervor.

Eine große Indikationsdomäne ist nun fast noch völlig undurchforscht. Es handelt sich um solitäre oder polyglanduläre Insuffizienz- und Dysfunktionserscheinungen. Die Wirkungen der Ligatur sind ja nur dann erklärlich wenn man wie Steinach annimmt, daß die neu entfachte inkretorische Hodendrüse ihren Impuls dem gesamten inkretorischen System mitteilt und besonders dort förderlich wird, wo ein punctum minoris resistentiae vorhanden ist. Die Beeinflußbarkeit endokrinogener Erkrankungen durch Ligatur zu erproben, erscheint als nächstes und interessantestes Feld der Arbeit.

Bei dem innigen Zusammenhang zwischen Geisteskrankheit und Sexualleben könnten auch solche, insbesondere Psychosen depressiver Natur (Kramer [8]) in den Bereich der Indikation gezogen werden. In meinem Fall 8 scheint die „Neu-Erotisierung“ eine vordem bestandene Triebanomalie günstig beeinflußt zu haben.

Ob chronische, mit Kachexie einhergehende Erkrankungen beeinflußbar sind, steht dahin. Jedenfalls ermuntern

80

die Finsterer'schen Erfolge mit Ligatur bei Karzinomkranken (Gewichtszunahmen bis zu 10 kg und Wiederherstellung der Arbeitsfähigheit) zu weiteren Versuchen. Ich habe die Arbeit auf diesem Gebiet begonnen, hauptsächlich ermutigt durch die Erfolge, die M. Fraenkel bei Karzinom mit Streustrahlenbehandlung der endokrinen Drüsen gemacht hat. [53, 54] Ganz abgesehen davon, ob es gelingt, durch Anregung der Bindegewebswucherung das Wachstum des Karzinoms zum Stillstand zu bringen, halte ich schon die durch die Ligatur eintretende Roborierung des Organismus und Zunahme des Gewichts für ein durchaus erstrebenswertes Ziel.

Eine absolute Kontraindikation dürfte zunächst hochgradige Hypertonie abgeben, aber auch bei mittelschweren Fällen ist Vorsicht zu beachten. Da die Wirkung der Ligatur auf die Arterien auf dem Wege über die Nebennieren erklärt werden kann, würde eine plötzliche, vermehrte Adrenalinausschüttung und daraus entstehende Druckschwankung bei Arterienwandungen mit herabgeminderter Elastizität verderblich werden können. In solchen Fällen muß unbedingt zunächst einseitig unterbunden werden, u. zw., wie jetzt allgemein üblich, am Vas, nicht zwischen Hoden und Nebenhoden. Es tritt damit die Wirkung allmählicher ein. Sollte sie sich nach Ablauf von Monaten als nicht ausreichend erweisen, so kann nach sorgfältigster Kontrolle des Blutdruckes die zweite Seite vorgenommen werden. Von jeder Unmäßigkeit ist dem Patienten dringend abzuraten.

Organerkrankungen werden dann eine Kontraindikation abgeben, wenn sie Kreislaufstörungen ausüben, resp. wenn solche (Hypostasen bei Myodegeneratio cordis) bei Bettruhe drohen. Daß schwere, aber gut kompensierte Vitien keine Störungen erfahren, beweist Fall 6.

Von der operativen Behandlung bei neurasthenischen und hysterischen Patienten ist abzuraten (siehe Littauer [47] und meine Fälle 7 und 9). Insbesondere soll die Behandlung der sexuellen Neurasthenie dem Neurologen vorbehalten oder vorangegangen sein.

Was die Prognose anlangt, so kann man sich im allgemeinen an das halten, was Kyrle [12] letzthin bezüglich der

„relativen Organminderwertigkeit" äußerte. „Es wird für den endgültigen Effekt des Regenerationsprozesses nicht gleichgültig sein, in welchem Ausgangszustande sich das Organ zurzeit des Eingriffs befunden hat."

Durchaus günstig und schon durch einseitige Ligatur beeinflußbar sind ältere Männer, bei denen die Sexualfunktion etwa seit einem Jahre sistiert hat. Je länger aber diese Pause wird, zu desto stärkerer Dosierung wird man schreiten müssen. Sicherlich gibt es nach oben hin eine Grenze, wo bei völliger Atrophie des gesamten Organs Regeneration nicht mehr zu erhoffen ist.

Aber auch in diesem Punkte kann man sich täuschen. Bei Fall 13 war das Genitale durchaus senil-atrophisch und verfärbt; dennoch stellte sich — allerdings erst nach einem halben Jahre — die Wirkung ein.

Einige Fälle berechtigen dazu, die Wanddicke der Vasa als prognostisch günstiges Zeichen aufzufassen.

Ein Urteil darüber, ob die Ligatur eines früher erkrankten Vas (Funiculitis oder Epididymitis gonorrhoica) Aussicht auf Erfolg bietet, kann ich bei nur einem, mir zur Kenntnis gelangten Falle (Fall 8) nicht abgeben. Jedenfalls würde ich solche zunächst versuchen, um nicht sichere Sterilität herbeizuführen.

IV.

ZUSAMMENFASSUNG.

DIE Steinach'sche Arbeitshypothese (sogenannte Pubertätsdrüsentheorie) ist von einer großen Anzahl von Forschern bestätigt worden.

Die auf dieser Theorie aufgebaute Regeneration durch Einpflanzung von Keimdrüsen entbehrt in Bezug auf ihre Wirksamkeit heute jeglicher Diskussion.

Auch die letzte praktische Auswirkung der Steinach'schen Forschungen, die Regeneration (Verjüngung) durch Samenleiterunterbindung (Vasoligatur) hat sich bereits in einer Vielheit von Fällen und weit über die von ihm angenommenen Grenzen hinaus verwirklicht. Schädigende Wirkungen wurden nicht beobachtet.

Die Wirkungen der Vasoligatur bestehen im wesentlichen in einer allgemeinen Roborierung des Körpers und seiner Funktionen und in einer Ertüchtigung der geistigen Leistungsfähigkeit.

Es ist absolut erforderlich, die tatsächlichen positiven, biologischen Wirkungen des Steinach'schen Regenerationsverfahrens von dem sie absichtlich oder unabsichtlich verdunkelnden und verwirrenden Theoriestreit loszulösen.

Es ist ferner notwendig, daß diese Operation das ihr anhaftende sexuelle Odium verliert, damit sie als wirksame Waffe der Therapie in breiter Indikationsstellung zur Anwendung kommen kann.

Die klinischen Erfahrungen, die an einem weit größeren und mit exakteren Hilfsmitteln zu untersuchenden Beobachtungsmaterial gesammelt werden sollen, werden durchaus geeignet sein, unsere noch geringe Kenntnis von den Korrelationswirkungen innerhalb des inkretorischen Systems und dem innigen Zusammenhang zwischen diesem und den Funktionen des Nervensystems zu bereichern. Ganz abgesehen von dem Verjüngungsgedanken beginnen hier neue Wege für die Physiologie und die klinische Medizin.

C

LITERATUR

1 B a b. Beziehungen der inneren Sekretion zur Sexualität. „Jahreskurse
   für ärztl. Fortbildung", 1920, Januarheft.

2 B e r b l i n g e r. Die Frage der sogenannten Pubertätsdrüse. „Med.
   Klinik", 1921, Nr. 20.

3 B e r b l i n g e r. Verhandlungsbericht des Pathologenkongresses in Jena
   vom April 1921.

4 H a b e r e r. Vasektomie bei Prostatahypertrophie. „Med. Klinik", 1921,
   Nr. 14.

5 H a r m s. Problem der Geschlechtsumstimmung und sogenannte Verjüngung. Naturwissenschaften, 1921, Nr. 11.

7 K a m m e r e r. Ergebnisse der inneren Medizin und Kinderheilkunde.
   Bd. 17.

8 K r a m e r. Bericht über eine nach S t e i n a c h operierte Melancholie.
   „Med. Klinik", 1921, Nr. 31.

9 K r e d i e t. Ovariotestes der Ziege. Biologisches Zentralblatt, Bd. 41,
   Nr. 10.

10 K r e u t e r. „Zentralblatt f. Chirurgie", 1919, Nr. 48.

11 A. K u n t z. Endocrinology, Vol. 5, Nr. 2, März 1921.

12 K y r l e. Ist S t e i n a c h's Lehre zwingend? „Med. Klinik", 1921,
   Nr. 34 u. 35.

13 L e v y - L e n z und P. S c h m i d t. Erfahrungen mit der S t e i n a c h-
   schen Operation. „Deutsche medizin. Wochenschr.", 1921, Nr. 12.

14 L i c h t e n s t e r n. Erfolge der Hodentransplantation. „Jahreskurse
   für ärztl. Fortbildung", 1920, Aprilheft; ferner „Münch. medizin.
   Wochenschr.", 1916, und „Zeitschr. f. urol. Chirurgie", Bd. VI.

15 L i c h t e n s t e r n. Erfolge der Altersbekämpfung nach S t e i n a c h.
   „Berliner klin. Wochenschr.", 1920, Nr. 42.

16 A. L i p s c h ü t z. (S. auch 55—61.) Die Pubertätsdrüse und ihre Wirkungen. 1920. Bircher-Verlag, Bern u. Leipzig.

17 A. L i p s c h ü t z. Quantitative Untersuchungen über die innersekretorische Funktion der Testikel. „Deutsche medizin. Wochenschr.",
   1921, Nr. 13.

[18] A. Lipschütz. Innere Sekretion und Sexualität. „Umschau", XXV, Nr. 44.

[19] Loewy und Zondek. Einfluß der Samenstrangunterbindung auf den Stoffwechsel. „Deutsche medizin. Wochenschr.", 1921, Nr. 13.

[20] Lydston. „New-York. Med. Journ.", 1921, Nr. 113.

[21] Massaglia. Endocrinology. Bd. 4, Nr. 4.

[22] Mendel. Zur Beurteilung der Verjüngungsoperation. „Deutsche medizin. Wochenschr.", 1921, N. 34.

[23] Moore. „Journ. of Experimental Zoology", Bd. 33, Nr. 2.

[24] Morgan und Boring. „Journ. of General Physiology", Bd. 1, Nr. 1.

[25] Mühsam. Mitteilung über Hodenverpflanzung. „Deutsche medizin. Wochenschr.", 1920, Nr. 30.

[26] Mühsam. Weitere Mitteilungen über Hodenverpflanzung. 1921, Nr. 13.

[27] Payr. Verjüngungsoperation. „Zentralblatt f. Chirurgie", 1920, Nr. 37.

[28] Pézard. „Bulletin biologique de la France et Belgique", 1918.

[29] Pütter. Nachweis der Verjüngung. Naturwissenschaften, 1920, Nr. 49.

[30] Romeis. Untersuchung zur Verjüngungshypothese. „Münch. medizin. Wochenschr.", 1921, Nr. 20.

[31] Sand. (S. auch 50, 51 u. 63.) Moderne Sexualforschung, besonders Verjüngung. „Zeitschr. f. Sexualwissenschaft", Bd. 7, Heft 6.

[32] Sand. Experimentelle Studier over Könskarakterer hos pattedyr Kopenhagen, 1918.
Selbstanzeige. „Zeitschr. f. Sexualwissenschaft", Bd. 6, Heft 11.

[33] Sand. Études expérimentales sur les glandes sexuelles chez les mammifères. „Journ. de Physiologie et de Pathalogie Générale", 1921, S. 305.

[34] Sand. Vasektomie hos Hund som Regenerationseksperiment. „Ugeskrift for Laeger", 83. Jahrg., No. 46.
Vasectomie chez un chien comme expérience de regénération. „Comptes rendus de la Soc. de Biologie", Dezember 1921.

[35] P. Schmidt. (S. auch 13 u. 47—49.) Der gegenwärtige Stand der Steinach'schen Regenerationslehre. „Zeitschr. f. ärztl. Fortb.", 1922, 1. Januar-Heft.

[37] Steinach. Verjüngung durch experimentelle Neubelebung der alternden Pubertätsdrüse. Sonderdruck aus dem „Archiv für Entwicklungs-Mechanik", Bd. 46, 1920, bei J. Springer, Berlin.

38 S t e i n a c h und L i c h t e n s t e r n. Umstimmung der Homosexualität. „Münch. medizin. Wochenschr.“, 1918, No. 6.

39 S t e i n a c h. Pubertätsdrüse und Zwitterbildung. „Archiv für Entwicklungs-Mechanik“, Bd. 42, 1916.

S t e i n a c h und H o l z k n e c h t. Erhöhte Wirkungen der inneren Sekretion bei Hyperthrophie der Pubertätsdrüse. „Archiv für Entwicklungs-Mechanik“, Bd. 42, 3. Heft.

S t e i n a c h. Willkürliche Umwandlung von Säugetiermännchen etc. „Pflüger's Archiv“, 1912, Bd. 144.

S t e i n a c h. Feminierung von Männchen und Maskulierung von Weibchen. „Zentralblatt f. Physiologie“, 1913.

S t e i n a c h. Künstliche und natürliche Zwitterdrüsen. „Archiv für Entwicklungs-Mechanik“, 1920, Bd. 46.

40 S t e i n a c h. Geschlechtstrieb und echt sekundäre Geschlechtsmerkmale als Folge der innersekretorischen Funktion der Keimdrüsen. „Zentralblatt f. Physiologie“, Bd. 24, Nr. 13, 1910.

41 S t o c k e r. „Schweiz. Korr.-Blatt“, 1916.

42 T i e d j e. Unterbindungsversuche am Hoden. „Deutsche medizin. Wochenschr.“, 1921, Nr. 13.

43 T i e d j e. Unterbindung am Hoden. G. Fischer Verlag, 1921.

44 V o r o n o f f. „Vivre“. Verlag Paul Grasset, Paris 1920.

45 Tagung der Gesellschaft für Psychiatrie, 1921.

46 Sitzungsberichte der Wiener Akademie, 1911.

47 Berichte beim I. Internationalen Kongreß für Sexualreform, Berlin 1921. Verlag J. Püttmann, Stuttgart.

48 Berichte über den Kongreß Deutscher Urologen, Wien 1921. Verlag Thieme, Leipzig.

49 Sitzungsbericht der Gesellschaft für Psychiatrie und Nervenkrankheiten, Berlin, Mai 1921.

50 S a n d. Experimenteller Hermaphroditismus. „Pflügers Archiv“, 173/3. 1918.

51 S a n d. Experiments on the internal secretion of the sexual glands, especially on experimental Hermaphroditism. „Journ. of Physiology“ Dezember 1919.

52 W. E d g a r. „Western Medical Times“, 1921.

53 M. F r a e n k e l. Bindegewebe und Karzinombekämpfung. „Deutsches Archiv f. klin. Medizin“, 136, Heft 3 u. 4.

[54] M. F r a e n k e l. Die Strahlentherapie beim Karzinom mittels zellfunktionserhöhender Reizstrahlen. „Deutsche medizin. Wochenschr.", 1921, Nr. 46.

[55] A. L i p s c h ü t z. Prinzipielles zur Lehre von der Pubertätsdrüse. „Archiv für Entwicklungs-Mechanik", Bd. 44, Heft 1.

[56] A. L i p s c h ü t z. Umwandlung der Clitoris in ein penisartiges Organ bei der experimentellen Maskulierung. „Archiv für Entwicklungs-Mechanik", Bd. 44, Heft 1, 1918 (Vergl. S t e i n a c h, Feminierung von Männchen und Maskulierung von Weibchen 1913. Vergl. hiezu S a n d 32, 1918 [unabhängig von L i p s c h ü t z]).

[57] A. L i p s c h ü t z und O t t o w. Sur les conséquences de la castration partielle. „Comptes rendus de la Soc. de Biologie", Oktober 1920.

[58] A. L i p s c h ü t z, O t t o w und W a g n e r. Nouvelles observations sur la castration partielle. „Comptes rendus de la Soc. de Biologie." Juni 1921.

[59] A. L i p s c h ü t z, O t t o w und W a g n e r. Sur le ralentissement de la masculinisation dans la castration partielle. „Comptes rendus de la Soc. de Biologie", Oktober 1921.

[60] A. L i p s c h ü t z. L'Action specifique de la sécrétion interne des glandes sexuelles, et l'hypothèse de l'asexualité de la forme embryonnaire. „Revue politique et littéraire", Paris 1921/1.

[61] A. L i p s c h ü t z, B o r m a n n und W a g n e r. Über Eunuchoïdismus beim Kaninchen in Gegenwart von Spermatozoën in den Hodenkanälchen und unterentwickelten Zwischenzellen. „Deutsche medizin. Wochenschrift", 1922/10.

[62] M. A r o n. Sur le conditionnement des caractères sexuelles secondaires chez les batraciens urodèles. „Comptes rendus de la Soc. de Biologie". Juli 1921.

[63] S a n d. Études expérimentales sur les glandes sexuelles chez les mammifères (Deuxième memoire). „Journal de Physiologie et de Pathologie générale", 1922.

[64] Ch. H. C h e t w o o d. Vasoligature and S t e i n a c h's Investigations. Adress before the Medical Society of the County of New York at the New York Academy of Medicine. April 1922.

[65] M. K l i k a (Klinik Kostlívy). Bratislavski lékařské listy. Febr. 1922.

[66] K. S a n d (Kommunehospital Kopenhagen). Ugeskrift for Laeger. Mai 1922.

<hr>

RIKOLA VERLAG * WIEN · LEIPZIG · MÜNCHEN

HERMANN NOTHNAGEL

LEBEN UND WIRKEN EINES DEUTSCHEN KLINIKERS
VON
PROF. DR. MAX NEUBURGER

Mit drei Bildern und einem Faksimile

„. . . . Die biographische Literatur berühmter Ärzte ist damit um ein wesentliches Werk bereichert worden."
(Deutsche Allgemeine Zeitung, Berlin.)

*

„. . . . Man wird mit freudiger Genugtuung das schöne Buch genießen, das der vortreffliche Historiker der Wiener medizinischen Fakultät, Prof. Dr. Max Neuburger, im Rikola Verlag herausgegeben hat und in dem er mit der vollendeten Meisterschaft des literarischen Plastikers ein monumentales Lebensbild des großen Arztes geschaffen hat."
(Neue Freie Presse, Wien.)

*

„. . . . Diese Nothnagelbiographie läßt in epischer Breite das Bild eines wahrhaft deutschen Meisters erstehen. Besonders wertvoll in dem Buche sind die Dokumente, vor allem die in ihrer Geschlossenheit und Gedankentiefe wundervollen Reden, die im Wortlaut veröffentlicht werden."
(Münchner Neueste Nachrichten.)

*

„. . . . Neuburgers Buch sollte nicht nur der Arzt, sondern jeder gebildete Deutsche lesen, wenn er aus dem Grau des Alltags in ein reineres, wärmeres Licht, in das vorbildliche Leben eines tapferen, großen, deutschen Mannes flüchten will."
(Ostseezeitung, Stettin.)

*

„. . . . Unter den Händen des bekannten Historikers ist das Werk mit seinem reichen Inhalt über die Lebensbeschreibung Nothnagels hinausgewachsen. Es gehört in die Bibliothek eines jeden Arztes, der nicht im Einerlei des Alltags versinken will."
(Bremer Ärztezeitung.)

RIKOLA VERLAG * WIEN · LEIPZIG · MÜNCHEN

Seit 1. Jänner 1922 erscheint in unserem Verlage die

WIENER KLINISCHE WOCHENSCHRIFT

XXXV. Jahrgang, begründet von Prof. H. v. Bamberger

ORGAN DER GESELLSCHAFT DER ÄRZTE IN WIEN

Herausgegeben von

H. Albrecht, F. Chvostek, F. Dimmer, A. Durig, V. Ebner,
A. Eiselsberg, S. Exner, E. Finger, A. Fischel, A. Fraenkel,
E. Fromm, E. Fuchs, M. v. Gruber, A. Haberda, M. Hajek,
J. Hohenegg, E. Hochstetter, G. Holzknecht, F. Kermauner,
A. Lorenz, O. Marburg, M. Neuburger, H. Meyer, J. Meller,
J. Moeller, H. Neumann, H. Obersteiner, N. Ortner, ·R. Paltauf,
H. Peham, C. Pirquet, G. Riehl, J. Schaffer, A. Schattenfroh,
O. Stoerk, J. Tandler, J. Wagner-Jauregg, R. Weiser und
K. F. Wenckebach

Schriftleiter: Prof. Dr. J. Kyrle, Wien

Der Umfang der „Wiener klinischen Wochenschrift" ist nunmehr nahezu verdoppelt, so daß die Zahl der Spezialarbeiten wesentlich vermehrt wurde. Desgleichen erfuhr der Referatenteil eine besondere Ausgestaltung.